LE GUIDE MÉDICAL

(BRÉVIAIRE MÉDICAL)

DU

SOLDAT

avec la collaboration de Médecins spécialistes

Publié sous le patronage du " Vestiaire Parisien "

Prix : **O fr. 75** centimes

"Aide-toi, le médecin t'aidera"

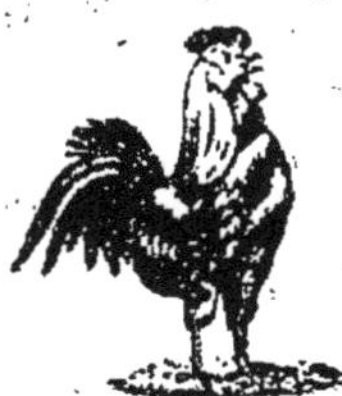

AU JOURNAL DES MÉDECINS

51, Boulevard de Vaugirard, 51

-:- PARIS -:-

Tous droits de traduction et de reproduction réservés

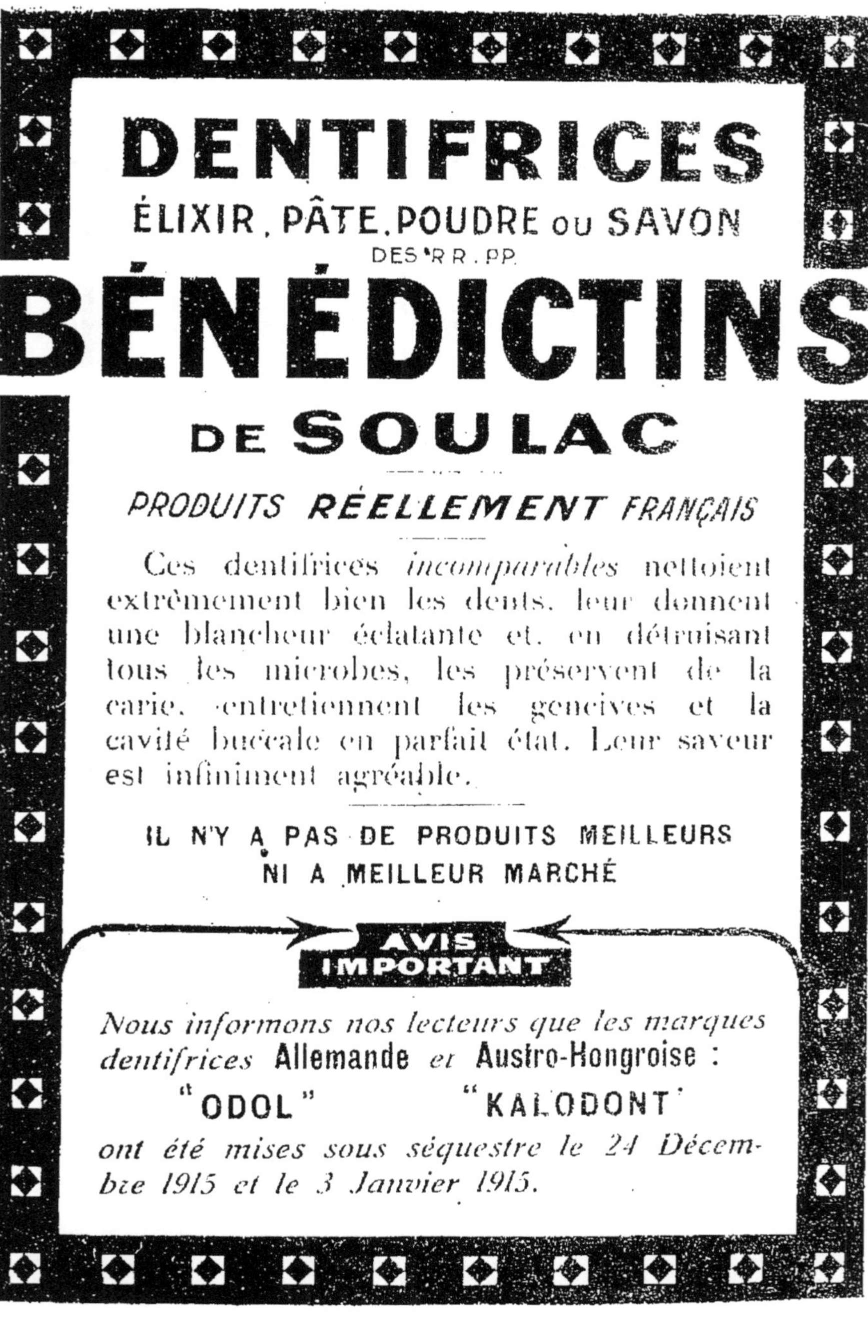
DENTIFRICES
ÉLIXIR, PÂTE, POUDRE ou SAVON
DES RR. PP.
BÉNÉDICTINS
DE SOULAC
PRODUITS RÉELLEMENT FRANÇAIS
Ces dentifrices incomparables nettoient extrêmement bien les dents, leur donnent une blancheur éclatante et, en détruisant tous les microbes, les préservent de la carie, entretiennent les gencives et la cavité buccale en parfait état. Leur saveur est infiniment agréable.
IL N'Y A PAS DE PRODUITS MEILLEURS NI A MEILLEUR MARCHÉ
AVIS IMPORTANT
Nous informons nos lecteurs que les marques dentifrices Allemande et Austro-Hongroise :
"ODOL"   "KALODONT"
ont été mises sous séquestre le 24 Décembre 1915 et le 3 Janvier 1915.

ADRESSES UTILES

ALEXINE, Laboratoire, 15, rue Jean-Jaurès, Puteaux.
ALPHÉINE Carteret, 9, rue des Pyramides, Paris.
BROSEYL, Laboratoire, 15, rue Jean-Jaurès, Puteaux.
Cataplasme-ULTRA, Pansements-ULTRA, 57, r. Cambronne, Paris.
CIGARETTES ORIENTALES Carteret, 9, r. des Pyramides, Paris.
CLAVERIE, 234 faubourg Saint-Martin, Paris.
COAGULINE CIBA, Laboratoires Ciba, St-Fons (Rhône).
COLIS pour militaires, LARSIGNOL, rue Lafayette, 142.
CRYOGÉNINE, Laboratoire LUMIÈRE, SESTIER, 9, Cours de
la Liberté, Lyon.
DENTRIFRICES des R. R. P. P. BÉNÉDICTINS de l'abbaye de
Soulac, 3, rue Moulis, Bordeaux.
DÉPURALYSE, Laboratoire, 24, rue de la Cérisaie, Paris.
DRAGÉES DUHOURCAU, 15, rue Jean-Jaurès, Puteaux.
ENTEROVACCIN LUMIÈRE, SESTIER, 9, C. de la Liberté, Lyon.
EVRARDT (voitures de malades), rue Rochechouart, 50.
GASTRICINE, Laboratoire, 15, rue Jean-Jaurès, Puteaux.
GASTROPEPTYL, Laboratoire, 71, rue St-Jacques, Paris.
GELÉE LUMIÈRE, Laboratoires LUMIÈRE, SESTIER, 9, Cours
de la Liberté, Lyon.
GOMÉNOL, 17, rue Ambroise Thomas, Paris.
GRAINS DE VALS, 64, Boulevard Port-Royal, Paris.
LACTAL, Laboratoire, 71, rue St-Jacques, Paris.
LAIT CONDENSÉ NESTLÉ, 16, rue du Parc-Royal, Paris.
LITHINÉS du Dr GUSTIN, 111, rue du Mont-Cenis.
MASQUES CAGOULE, ROBERT ET CARRIÈRE, 37, rue de
Bourgogne, Paris.
NEDOLINE, Laboratoire, 15, rue Jean-Jaurès, Puteaux.
OUATE FULGOR, rue Cambronne, 57, Paris.
PÉRISTALTINE CIBA, Laboratoires CIBA, St-Fons (Rhône).
PHOSPHO-POTAGE, 71 rue St-Jacques, Paris.
PRUNAGAR, Dr, 24, rue de la Cérisaie, Paris.
PODOSINE L.-D., DAVID pharmacien, 11, bis, rue de Nanterre à
Colombes (Seine).
PHYTINATE DE QUININE CIBA, Labor. CIBA, St-Fons (Rhône).
POUDRE ORIENTALE, CARTERET, 9, rue des Pyramides. Paris
SEL DE VICHY-ÉTAT, Cie de Vichy, 24, Bd des Capucines, Paris.
SIROPS HENRY MURE, de Pont-St-Esprit (Gard).
TROUSSE DENTAIRE Alnol, Châlon-sur-Saône.
VIOFORME, Laboratoires CIBA, St-Fons (Rhône).
XEMATOL Airesse, 59, rue de Chateaudun, Paris.

COMITÉ GÉNÉRAL

DU

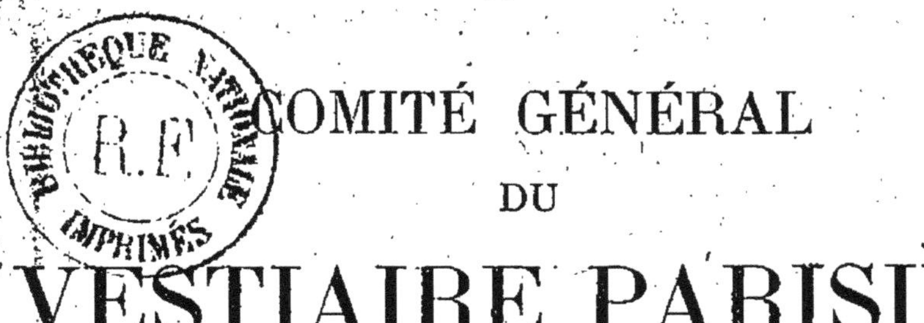

VESTIAIRE PARISIEN

En faveur des habitants et des réfugiés belges et français et des militaires mutilés et réformés.

Sous le haut patronage de M. le Président de la République, de MM. les Ministres de la Guerre et de l'Intérieur.

Subventionné par le Ministère de l'Intérieur, la Ville de Paris, le Département de la Seine, l'Institut de France (Académie des Sciences), le Comité du Secours National, le Comité Central Franco-Belge et le Comité Officiel de Répartition des subventions, souscriptions et dons recueillis aux Colonies pour les victimes de la Guerre.

Chers Concitoyens,

Depuis sa fondation, le 26 octobre 1914, le Vestiaire Parisien a distribué au 1er novembre 1915 des vêtements, du linge et des chaussures à plus de 55300 personnes (cinquante cinq mille trois cents) hommes, femmes et enfants, sur bons remis par les comités départementaux de réfugiés, la légation de Belgique, le Comité Central Franco-Belge et les Municipalités de Paris.

Quoique important, ce nombre ne correspond malheureusement pas aux besoins actuels, il nous faut, de plus préparer la campagne d'hiver ; trop de femmes et d'enfants de mobilisés sont dans le besoin, les vêtements que nous avons remis l'année dernière sont usés et nous songeons à les remplacer.

Nous ne pouvons non plus nous désintéresser des glorieux militaires mutilés et réformés qui viennent chaque jour plus nombreux chercher des effets civils.

Nous faisons également appel à votre inépuisable charité en vous demandant, outre les vêtements, le linge et les chaussures, de bien vouloir mettre à notre disposition la literie, les meubles et les ustensiles de cuisine dont vous pouvez disposer.

Il est de notre devoir, à nous, habitants de Paris, dont les foyers n'ont pas été dévastés grâce à l'héroïsme de notre armée nationale, de venir en aide à nos malheureux concitoyens ; nous sommes persuadés que nous ne ferons pas appel en vain à vos sentiments de patriotisme et de solidarité et nous vous en remercions sincèrement,

Comité de Patronage

Léon Bourgeois
Ministre d'Etat
Sénateur
Ancien Président
du Conseil

Marcel Delanney
Préfet de la Seine

Emile Laurent
Préfet de Police

Louis Paris
Président du Conseil
Général de la Seine

Adrien Mithouard
Président du Conseil
Municipal de Paris

Pierre Chérest
Ancien Président du
Conseil général
de la Seine

Henri Rousselle
Conseiller Municipal de Paris,
Président des Commissions d'assistance
de la Ville de Paris et du Département de la Seine

Bureau

Président : M. G. Lemarchand, Conseiller municipal de Paris, ancien
vice-président du Conseil municipal.

Vice-Présidents : M. F. Buisson, ancien député de Paris, Président
de la Ligue des Droits de l'Homme.

M. F. Herbet, Maire du VIe Arrond., Conseiller
de surveillance de l'Assistance Publique.

M. J. Petitjean, Député et Conseiller municipal de
Paris.

Secrétaire général : M. L. Bompard, Inspecteur Général de l'Instruction Publique.

Secrétaire : M. E. Bailly, Proviseur du Lycée St-Louis.

Trésorier : M. H. Bourrelier, éditeur, ancien maire adjoint.

Membres : MM. les Maires et Maires adjoints de Paris.

M. Marcel Brillouin, Professeur au Collègue de France.

Mme I. Cardane, Inspectrice des Œuvres charitables de
la Ville de Paris et du Département de la Seine.

MM. Louis Dausset, ancien Président du Conseil municipal de Paris.

G. Fiant, Syndic du Conseil municipal de Paris.

H. Galli, Député, ancien Président du Conseil municipal de Paris.

A. Gent, Conseiller municipal de Paris.

Mme la Générale de St-Jean.

MM. H. Lecène, Juge de Paix suppléant du XIIIe Arrond.
Leven, ancien industriel.

F. MYARD, Conseiller du Commerce extérieur, Président de la Chambre Syndicale des négociants en meubles de Paris.

P. PAINLEVÉ, Ministre de l'Instruction publique, Député de Paris, Membre de l'Institut.

L. PEUCH, Vice-Président du Cons. munic. de Paris.

Le Docteur G. RIEU-VILLENEUVE, Directeur de *la Revue des Maladies de la Digestion et de la Nutrition*, Médecin-Chef du dispensaire du *Vestiaire Parisien*.

A. SAINT, Industriel.

A. VERWOORT, Directeur de « *Paris Journal* ».

P. VIROT, Secrétaire du Conseil Municipal de Paris.

F. WILLARD, Avoué près la Cour d'Appel de Paris.

Conseil d'Administration

Président : M. LOUIS LECHEVALIER, Délégué cantonal, Administrateur du Bureau de Bienfaisance du VIe Arrond., Lauréat de l'Académie Française.

Vice-Présidents : M. TUDO POGGI, Secrétaire du Commissariat de Police du Quartier des Halles.

JEAN BOURGUIGNON, Homme de lettres, Délégué à la Fédération des cantines maternelles.

Secrétaire Général pour le camp retranché de Paris : M. JULES FABRY, Commissaire du bureau de bienfaisance du VIe Arrond.

Secrétaire Général pour les départements envahis et la Belgique : M. PAUL BEAUDET.

Syndic : M. ALFRED TRUFFOT, Négociant, Président du Syndicat des Commerçants du marché St-Germain.

Trésorier : M. ALPHONSE LAMBERT.

Les Administrateurs : MM. F. BELLAVOINE, E. BORDIER, A. LAUMET, CH. PATETTE, N. RIBARDIÈRE.

Les Administratrices : Mmes A. LAMBERT, I. LECHEVALIER.

Commission de Contrôle

Président : M. PAUL LOISEAU, ROUSSEAU, Chef de division honoraire à la Caisse des Dépôts et Consignations, M. GASTON BEAUVAIS, Inspecteur des hôpitaux de Paris, M. PAUL VIGOT, éditeur.

SECTIONS DU VESTIAIRE PARISIEN

1re Section. **Vestiaire Civil.**

Habillement sur Bons remis par les Comités adhérents, le Comité Central Franco-Belge et les Délégués d'Arrondissements adhérents.

10, Rue Monsieur-le-Prince.

2e Section. **Vestiaire des Enfants**

Habillement sur Bons remis par les Comités départementaux adhérents, le Comité Central Franco-Belge et les Délégués d'Arrondissements adhérents, *10, rue Monsieur-le-Prince*.

3e Section. Vestiaire des Militaires mutilés & réformés
2, Rue Antoine-Dubois.

4e Section. **Vestiaire des Militaires Réformés Belges.**
10, Rue Monsieur-le-Prince.
Aux Militaires en tenue, sur Bons remis par le Colonel Directeur.

5e Section. **Vestiaire des Prisonniers Militaires.**
Remise d'uniformes militaires aux familles des prisonniers pour leur faire parvenir, *2, Rue Antoine-Dubois*.

6e Section. **Reconstitution du Foyer.**
Literie, Ameublement, Ustensiles de Cuisine, en faveur des Réfugiés retournant dans leurs foyers, *4, Rue Fabre-d'Eglantine et 3, Boulevard de Sébastopol*.

7e Section. **Section Economique.**
Recherche de Logements à bon marché pour les Réfugiés.
Remise chez les Commerçants adhérents en faveur des inscrits à l'allocation militaire, à l'assistance obligatoire, aux familles nombreuses, aux secours de chômage, aux secours de réfugiés, aux militaires mutilés et réformés, sur présentation d'une pièce officielle, *2, Rue Antoine-Dubois*.

8e Section. **Service de Placement Gratuit.**
Commerce, Domestiques, Industries. *2, Rue Antoine-Dubois*.

9e Section. **Reconstitution de l'Outillage.**
aux Ouvriers appartenant aux Corporations des Départements envahis. *2, Rue Antoine-Dubois*.

10e Section. **Vente de Charité permanente**
au profit du **Vestiaire Parisien.**
Vente d'objets fabriqués en partie par les Militaires mutilés et par des Œuvres Charitables, *3, Boulevard de Sébastopol*.

Les dons en espèces peuvent être adressés :
à la Banque *Henri Prévost*, 32, Boulevard Saint-Michel,
ou au Siège Social, 10, Rue Monsieur-le-Prince

Sur demande écrite on passe prendre les meubles et vêtements au domicile des donateurs.

La Cuisine allemande

« Si l'on considère la cuisine allemande dans son ensemble, que de choses elle a sur la conscience : les légumes rendus gras et farineux, l'entremets dégénéré au point qu'il devient un véritable presse-papier ! Si l'on y ajoute encore le besoin véritablement animal de boire après le repas, en usage chez les vieux Allemands, et non pas seulement chez les Allemands *vieux*, on comprendra ainsi l'origine de l'esprit allemand, de cet esprit qui vient des intestins affligés. *L'esprit allemand est une indigestion. Il n'arrive à en finir avec rien.* »

(NIETZCHE)

Une bouffarde

On se demandait d'où venait ce nom de bouffarde appliqué par les troupiers à leur pipe. Une section des vétérans de la Corse nous l'apprend. Elle a résolu de fêter le souvenir d'un enfant de Corse : Bouffard.

Caporal de la Grande-Armée, Jean-Népomucène Bouffardi, dit Bouffard, dit l'Eveillé, eut, à la bataille de Friedland, les deux bras emportés. Le lendemain, un de ses camarades trouva sur le terrain de la rencontre un bras détaché du tronc et affreusement raidi.

« Je le reconnais, dit le sergent, c'est le bras de Bouffard la main tient encore sa pipe si bien culottée ».

Cette pipe devint la propriété de la compagnie et fut baptisée sur-le-champ « bouffarde ».

Origine glorieuse

AVANT-PROPOS

Dans un excellent article du "Progrès Médical", M. le Professeur Macaigne(1) écrivait : « Il est indispensable de remettre à chaque soldat une instruction écrite relative à certaines mesures de prophylaxie. » Cette proposition correspondait si bien à un besoin que j'ai reçu directement ou indirectement, de soldats, d'officiers et même de confrères plus de cinq cents lettres me demandant d'écrire un opuscule où seraient réunies les indications médicales essentielles, utiles aux militaires.

J'ai longuement hésité, ne me trouvant pas assez qualifié pour cette tâche. Plusieurs mois durant, j'ai conseillé à mes correspondants et amis de confier ce travail à d'autres plus compétents. Enfin, j'ai dû m'exécuter. Je m'excuse des lacunes et des faiblesses que présente cette petite brochure que j'eusse voulu, si les événements ne me pressaient, polir et parfaire avec un soin infini, afin qu'elle ne fut pas trop indigne de ceux pour qui elle est écrite.

Telle qu'elle est, on m'assure qu'elle rendra des services. Ce sera ma plus douce récompense.

J'en ai soumis le plan aux intéressés, j'ai pris leur avis et tenu compte de leurs observations, car ils savaient mieux que moi ce qui leur était nécessaire.

(1) M. le professeur Balzer a présenté à l'Académie de Médecine des notices médicales faites pour l'armée italienne, destinées à donner aux soldats des conseils pour se préserver de la maladie. Il demandait qu'on fît de même chez nous. Ce petit opuscule répond à ce but.

On n'y trouvera pas le moyen de se passer du médecin, je veux croire qu'on ne l'y cherchera pas. Mon but a été plutôt d'apprendre aux hommes ce qu'ils devaient ne pas faire que ce qu'ils devaient faire, cette dernière partie étant du ressort de mes Confrères.

Dans quelques cas cependant, je me suis permis de donner des conseils, mais avec la quasi-certitude de ne pas empiéter sur le domaine des médecins. Je veux parler de ces malaises légers pour lesquels, au début, personne ne les consulte, malaises facilement curables si l'on n'intervient pas de manière intempestive, mais qui peuvent s'aggraver lorsqu'on les traite mal. Rhumes de cerveau, anginettes, rages de dents, démangeaisons, phtyriase etc., autant de désagréments dont on peut s'affranchir sans aller en entretenir le médecin, surmené par son travail de chaque jour.

On me reprochera peut-être d'avoir émaillé mon texte de formules, car, seul, le médecin traitant doit formuler. Je le reconnais, mais je sais aussi par la lecture des journaux quels remèdes de bonne femme, quelles médications trop souvent dangereuses sont à la disposition des soldats et de ceux qui s'intéressent à leur santé.

Les formules de cet opuscule sont dues aux Maîtres les plus éminents et aux spécialistes les plus distingués, ce qui est une garantie en faveur de leur excellence.

Les militaires, me dira-t-on, ne peuvent faire exécuter ces formules, car il y a peu de pharmacies dans la zone des armées. D'abord, tous les militaires ne sont pas au front ; puis c'est à leur famille, à leurs amis, à ceux qui veillent sur eux à l'arrière, qui leur envoient des provisions, du linge, des gâteries, de faire préparer les médications dont ils peuvent avoir besoin.

A dire le vrai, les spécialités pharmaceutiques si répandues aujourd'hui pouvaient remplacer mes formules, et même leur être préférables. La spécialité est en effet, bien présentée, d'expédition facile et se trouve partout ; il est donc aisé de s'approvisionner. Mais, en toute sincérité, pouvais-je, personnellement prendre la responsabilité de conseiller celle-ci ou celle-là. donner les raisons de mes préférences, m'exposer à plaire à certains spécialistes, à déplaire à d'autres, bref faire un choix que la perfection de quelques-unes de ces préparations rend difficile et trop aisément injuste ?

Assurément non. Aussi bien n'y ai-je pas pensé. L'éditeur du reste, a complété ce que ma manière de faire av.it d'incomplet, en ouvrant toutes grandes aux spécialistes, des pages supplémentaires consacrées à la publicité des ma ques pharmaceutiques ou hygiéniques sérieuses, recommandables, qu'on peut utiliser avec avantage. Mon impartialité m'oblige à reconnaître qu'il en est mieux ainsi et que contrairement à l'assertion du fabuliste, on peut contenter tout le monde et son médecin.

J'ai consacré quelques pages à l'hygiène, à la prophylaxie des maladies et à l'alimentation. J'espère qu'elles seront lues avec intérêt. Je n'en revendique point la paternité, elles sont le résumé de travaux importants des mes Confrères et de mes Maîtres. Je les ai simplement sélectionnées.

Je m'excuse d'avoir si longuement présenté ce modeste petit ouvrage, je ne veux qu'en faire pardonner les nombreuses imperfections, ·

En ce temps où chacun, dans la mesure de ses moyens concourt au bien général, je serai très heureux si j'ai pu contribuer, pour ma faible part, à rendre quelques services. Je m'en rapporte à mes lecteurs, et, en particulier à ceux qui depuis tant de mois luttent heroïquement contre un ennemi formidable, opposant aux obus, aux gaz asphyxiants, aux mitrailleuses leur vaillance inlassable et leur courage indéfectible.

C'est à eux surtout que j'ai pensé. Ils ne redoutent pas l'ennemi, quelque déloyal qu'il soit ; je voudrais qu'ils n'eussent pas davantage à redouter les traîtrises de la maladie, plus dangereuse pour eux que l'Allemand, le Turc ou le Bulgare.

Et si les chefs, M. le Ministre de la guerre, M. le Sous-Secrétaire d'Etat au service de santé, MM. les commandants généraux, si les " Poilus " admirables, ceux que nous révérons pour leur œuvre magnifique, daignent approuver mon modeste effort, j'en éprouverai plus de fierté que de mes plus longs ouvrages et je serai amplement recompensé de mon travail.

D^r. G. R.-V.

Paris, le 15 novembre 1915.

N. B. — Au moment de donner le bon à tirer, je reçois un précieux encouragement. Le "Vestiaire Parisien" que dirige avec tant de compétence et de dévoûment M. Louis Lechevalier et dont les services font l'admiration de tous, qui a déjà pu donner des vêtements à 56.000 personnes depuis le début de la guerre, qui, désormais assurera par surcroît la charge d'habiller les blessés et réformés militaires, veut bien accorder son haut patronage à cet opuscule. Les éditeurs verseront à la caisse du " Vestiaire " les modestes bénéfices que pourra donner la vente du Guide. Je m'en réjouis. Mon œuvre devient, ainsi encouragée, doublement utile : elle conseillera nos chers soldats dans leur lutte contre les maladies et si elle rapporte quelque chose, elle permettra de secourir les malheureux trop nombreux qui manqueront de vêtements cet hiver. Merci à tous ceux qui m'aideront. Dr G. R.-V.

CHAPITRE PREMIER

HYGIENE GÉNÉRALE

L'hygiène est d'une haute importance étant donné les énormes groupements de troupes, la morbidité générale et les ravages faits par les armes meurtrières dont on se sert actuellement. Aussi est-elle la préoccupation de tous les médecins et du service de santé tout entier.

J'emprunte aux principaux articles médicaux parus sur la question les passages les plus intéressants.

Voici d'abord une vue d'ensemble de M. le Professeur Macaigne publiée par le " Progrès Médical ". J'en reproduis l'essentiel.

Quelques mesures sanitaires

proposées par le Professeur MACAIGNE

« Plusieurs questions, d'une gravité exceptionnelle, se présentent à nos préoccupations. L'énorme quantité des cadavres superficiellement enfouis dans le sol où évoluent nos troupes, a fatalement souillé les eaux et la décomposition qui commence à se faire est une source d'infection telle, que nous avons lieu de redouter l'éclosion d'épidémies redoutables.

I. — *Désinfection du sol.* — Parmi les mesures à prendre pour chercher à nous en préserver, la première est de désinfecter le sol partout où stationne le soldat. Pour cela il faudrait, *divisant le front en secteurs*, emmagasiner dans chaque centre des antiseptiques puissants : crésyl, chlorure de chaux, sulfate de cuivre, permanganate de potasse ; celui-ci ayant en solution concentrée (5 à 10 %) une propriété désodorisante telle, qu'en la versant sur un cadavre en putréfaction, on le désodorise en un quart d'heure. Il est donc utile d'avoir des pompes pour procéder à ces arrosages désinfectants sur le sol, au fur et à mesure de la progression des troupes.

II. — *Incinération des ordures.* — La construction de *fours à incinération* des ordures et déchets organiques est de toute rigueur. Ces fours peuvent être fixes ou mobiles : les fours mobiles, en fonte, destinés à suivre les armées, les fours fixes, répondant aux stationnements prolongés, se font simplement en maçonnerie. Tous les détritus, toutes les matières nuisibles, mélangés à la sciure de bois, à la tourbe, au goudron y seront détruits par le feu.

III. — *Désinfection des eaux. Stérilisation des eaux de boisson.* — La désinfection des eaux de lavage peut se faire simplement avec l'eau de Javel.

Quant à la stérilisation de l'eau (1) destinée soit à la toilette soit à la cuisine, soit à la boisson, elle se fera par la chaleur. Et pour cela deux moyens s'offrent à nous.

A). Faire bouillir l'eau à l'aide d'une *locomotive* placée sur un rail spécial à la gare de ravitaillement.

(1) Voir page 59.

Pour la boisson on pourrait ajouter à l'eau bouillante des feuilles de menthe poivrée à raison de dix grammes par litre. Cette infusion, d'un goût agréable, et douée de propriétés désinfectantes, prémunit dans une certaine mesure contre le choléra, ainsi qu'on l'a observé en Russie ; on la distribuerait aux cantonnements par des tonneaux à raison d'un à deux litres par homme.

B) *Créer des centres de tisanerie.* — Le second moyen consiste à créer dans chaque groupement de soldats un centre de tisanerie. Sous un abri on installerait des fourneaux où se ferait cette infusion. Ou bien on ferait circuler dans les cantonnements une *locomobile* qui produirait l'eau bouillante nécessaire.

Ces distributions devant être faites avec une régularité rigoureuse, le front serait divisé en secteurs pas trop étendus, d'après la quantité que pourrait donner chaque centre, chaque appareil.

Et comme la locomotive ou la locomobile peut fonctionner jour et nuit, il serait facile de préparer la boisson d'avance. »

M. Macaigne demande en outre, la protection contre les moustiques et contre les poux, mais surtout la présence d'une personne compétente à la tête de chaque secteur.

M. Lagane, dans la "Presse Médicale" réclame la prophylaxie des maladies contagieuses.

Prophylaxie des maladies contagieuses

(*Presse médicale*, 2 sept. 1915.)

Désinfecter les selles avec *chlorure de chaux*, à 20 p. 1000, ou *crésylol sodique* à 40 p. 1000, ou *eau de Javel, lait de chaux*, etc.

Plonger les linges, draps etc. souillés, 12 à 24 heures dans une des solutions indiquées, sauf lait ou chlorure de chaux, puis les faire bouillir dans une solution de carbonate de soude.

Exiger le nettoyage des mains après les selles, ou avant une prise d'aliments. Ne boire que de l'eau stérile (thé). Faire cuire tous les aliments.

Ajouter dans l'eau suspecte un peu de permanganate jusqu'à avoir, après agitation, une très légère coloration rose, attendre 15 à 30 minutes. Pour neutraliser l'excès de permanganate, ajouter un peu de sucre, ou de thé et de café, filtrer sur un linge propre. Dans le procédé Allain, on ajoute à 1 litre d'eau 8 gouttes de teinture d'iode et on neutralise.

II. Maladies dont le contage se trouve dans les produits naso-pharyngiens ou bronchiques : diphtérie, scarlatine, rougeole, coqueluche, oreillons, méningite cérébro-spinale épidémique, poliomyélite aiguë, grippe, pneumonie et broncho-pneumonie, peste pneumonique, tuberculose pulmonaire.

Dans le nez, quelques gouttes d'*huile goménolée* o.: *résorcinée* à 1/40. Désinfecter les crachats (crésylol sodique).

Désinfection des locaux : 12 cc. de *formol* par mètre cube, porté à l'ébullition dans des vases métalliques très larges ; autant de foyers que de fois 80 mc. à désinfecter.

L'*anhydride sulfureux* a l'avantage de tuer les insectes et parasites, mais il détériore les étoffes et les métaux : 70 gr. de soufre (fleur de soufre arrosée d'alcool) par mètre cube. Faire évaporer en même temps 100 gr. d'eau par 300 gr. de soufre brûlé.

La désinfection paraît inutile dans la rougeole (sauf complications broncho-pulmonaires), les oreillons.

III. Maladies dont le contage est contenu dans le produit cutané ou de sécrétion : variole, varicelle, conjonctivite purulente et ophtalmie granuleuse, teigne, peste bubonique, scarlatine, érysipèle, tétanos, charbon.

Bains antiseptiques de sublimé.

IV. Maladies dont le contage est transmis par des parasites ou des insectes : typhus exanthématique, peste, suette milliaire, fièvres récurrentes, paludisme, fièvre jaune, dengue.

Groupe particulièrement dangereux et nécessitant des précautions spéciales.

Se défier des pouilleux, des porteurs de puces. Savonner, doucher, baigner le malade, l'oindre d'huile camphrée, nettoyer ses cheveux à l'alcool camphré, avec un mélange xylol-alcool à 90° parties égales.

Toutes ces mesures ne sont utiles que si elles s'appuient sur l'isolement individuel des malades et suspects et sur l'immunisation préventive des sujets sains.

Désinfection des Vêtements

M. le Dr Bordas a inventé un système très simple et fort ingénieux qui peut être utilisé partout :

« Pouvoir placer les vêtements à épurer », écrit-il dans le « Progrès médical », dans des récipients maniables peu coûteux et les porter rapidement à la température convenable, voilà à quoi il faudrait tendre.

Le récipient que nous avons employé est le tonneau ordinaire de 228 litres. La partie supérieure du tonneau enlevée, on enroule en spirales à l'intérieur du fût un tuyau de plomb dit de 20/24 qui sert pour les canalisations de gaz.

Ces spires sont maintenues à l'intérieur du fût par des morceaux de feuillard ; on a soin en outre de fixer le tuyau de plomb à 1 centimètre 1/2 de la paroi de bois.

On établira ainsi un nombre de spires suffisant pour que

la surface totale de chauffe soit de 1 m. 10 à 1 m. 20 ; d'autre part on percera, à l'avant-dernière spire en comptant de haut en bas et à l'opposé l'un de l'autre par rapport au diamètre du tonneau, on percera sur la face supérieure du tuyau de plomb deux trous de 1/2 millimètre.

La vapeur d'un générateur quelconque pénétrera par la partie supérieure de la canalisation et en sortira par un orifice très petit ou mieux par un petit robinet à gaz situé à l'extrémité inférieure du tuyau de plomb.

Le remplissage du tonneau se fait ainsi. On prend un rondin de 6 à 8 cent. de diamètre et de la hauteur du fût ; autour de cet axe placé au centre de l'appareil sont disposés les vêtements.

Une fois le tonneau rempli, le mandrin de bois est retiré laissant un espace vide au milieu des effets à désinfecter. On ferme le tonneau en plaçant une couverture ou une pièce de vêtement à sa partie supérieure et en le recouvrant par le couvercle du tonneau enlevé tout d'abord et dont on fixe les planches par deux tringles.

Si nous faisons passer maintenant dans une unité ainsi disposée un courant de vapeur à la pression de 3 k., on obtiendra en moins de 35 minutes la température de 105 à 108°.

En soudant de chaque côté de la conduite d'arrivée de vapeur des conduites secondaires on pourra avec un générateur de 10 chevaux vaporisant 200 k. de vapeur à l'heure, alimenter une double rangée de 25 tonneaux, car chaque récipient ne consomme que 3 k. 5 à 4 k. de vapeur à l'heure.

Les expériences que nous avons faites à la Maison départementale de Nanterre nous ont montré que l'on pouvait désinfecter les effets d'habillement de 10 hommes ou 13 grandes couvertures par tonneau, ce qui fait qu'avec ce dispositif on peut désinfecter les *vêtements de 500 hommes à l'heure*.

Enfin on peut aménager dans une batterie ainsi comprise quelques unités munies d'un petit nombre de tours de spires et sans orifices intérieurs, pour que la température soit moins élevée, mais néanmoins suffisante, pour désinfecter avec l'aide de l'aldéhyde formique des objets qui seraient dégradés par une température plus élevée ou tuer des parasites humains en associant les effets de la benzine à ceux de la chaleur.

Mesures prophylactiques contre le typhus (1)
(Dr MILHIT)

Ces mesures comportent tout d'abord des prescriptions *d'hygiène générale* : Il faut éviter l'encombrement, l'entassement dans des locaux insuffisants ; il faut que les soins quotidiens d'hygiène corporelle soient autant que possible rigoureusement observés : suivant l'expression de Nicolle, le typhus s'arrête là où l'homme rencontre de l'eau, du savon, du linge propre.

Il va sans dire qu'une surveillance toute spéciale devra être instituée dans les colonies au moment de l'embarquement de troupes provenant de régions où le typhus sévit à l'état endémique (Tunisie, Maroc, Inde, etc) de manière à éliminer, dès ce moment, tous les sujets suspects.

Il faut (et cela tout spécialement chez nos soldats menant dans les tranchées où pullulent toutes les variétés de parasites une vie pénible, peu compatible avec l'observation d'une hygiène corporelle rigoureuse), réaliser pendant les journées consacrées au repos, une *désinfection complète des effets* ; employer l'eau bouillante si l'on ne peut faire mieux.

(1) In *Progrès Médical,*

La désinfection des effets *se complète* par une toilette corporelle aussi rigoureuse que possible, (onctions à l'huile camphrée (Nicolle), il faut veiller à la propreté des cheveux, de la barbe, etc. ; il serait bon que les hommes fussent astreints aussi, de temps en temps, à des visites de propreté pendant les journées de repos. Il va sans dire que cette prophylaxie comprend nécessairement une bonne répartition des périodes de repos permettant aux hommes de réparer leur forces par le sommeil et par une alimentation plus variée et plus substantielle que celle qui leur est distribuée dans les tranchées.

S'il survient chez un homme quelques symptômes faisant craindre le typhus, le sujet suspect doit être évacué, isolé, ses effets désinfectés, ainsi que ceux de ses voisins immédiats. L'endroit où il a séjourné, où il a dormi, sera également désinfecté, de préférence par le formol ou par la sulfuration.

Enfin, si un cas indiscutable de typhus était observé, il y aurait lieu de prendre immédiatement des mesures énergiques : évacuation du ou des malades, désinfection complète de leurs effets, désinfection des brancards, des voitures ayant servi à transporter les malades, des effets des infirmiers les ayant approchés, isolement très rigourenx dans l'hôpital où ils seraient traités.

On compléterait ces mesures par la désinfection des effets, des couvertures, des sacs de couchage, etc., des hommes qui vivaient avec eux ; on désinfecterait les locaux contaminés : on n'hésiterait pas à brûler la paille, le foin, sur lesquels les malades auraient couché ; on mettrait en observation pendant une dizaine de jours au moins, les hommes ayant été en contact immédiat avec eux; on passerait enfin, dans l'unité contaminée, des revues de santé pendant les jours suivants pour dépister les cas frustes, grâce auxquels l'épidémie pourrait s'étendre malgré l'application sévère des autres mesures prophylactiques .déjà énumérées.

On a pensé aussi à instituer une vaccination préventive, mais jusqu'ici, toutes les recherches faites en vue d'obtenir cette immunisation vaccinale ont échoué.

Prophylaxie de la fièvre typhoïde

Après le typhus, la fièvre typhoïde et les paratyphoïdes sont les maladies les plus fréquentes et les plus dangereuses.

En outre des précautions habituelles (stérilisation de l'eau, lavage des mains, désinfection des latrines, etc, on se préserve de la fièvre typhoïde par la vaccination antityphique que pratique le médecin avec un des vaccins admis pour l'armée (Vincent ou Chantemesse et Widal).

Les soldats doivent sans hésiter se soumettre à cette vaccination qui a fait ses preuves. On a formulé contre ces méthodes diverses critiques, l'expérience est là pour en démontrer l'innocuité lorsque l'individu vacciné n'est pas déjà malade. Et cela, le médecin le reconnaît.

Mais il est bien vrai que d'après Wright, Vincent, Chantemesse, certains sujets ne peuvent supporter les injections. Faut-il laisser ces militaires exposés au danger de la fièvre typhoïde ? Je ne le pense pas. A la suite des travaux de Metchnikoff et Beredska, de Courmont et Rochaix, M. A. Lumière a eu l'idée d'essayer uu vaccin antityphique agissant par les voies digestives. Cet entero-vaccin a donné à plusieurs médecins des résultats manifestement excellents. Personnellement, j'ai observé neuf cas où son action favorable a été très nette et je le conseille volontiers. Quelques auteurs, dont M. Vincent, le condamnent. Mais M. Vincent préconise sa méthode et il semble avoir peu de tendresse pour celles des autres. Je crois, avec le Professeur Renon que « nous n'avons pas le droit d'exclure une méthode. Vacciner par le sérum quand on le peut, pour que les résultats connus soient certains, mais quand cette mesure n'est pas possible, nous avons le devoir d'utiliser l'entero-vaccin par voie gastro-intestinale ». Un de mes confrères, praticien distingué, le Dr Molinéry, de Barèges, arrive aux mêmes conclusions.

J'ajoute que l'entéro-vaccin est polyvalent, c'est-à-dire qu'il doit agir aussi bien contre les paratyphoïdes et la colibacillose que contre la fièvre typhoïde vraie.

M. Widal a récemment appelé l'attention de l'Académie de médecine sur les affections paratyphoïdes, qui ressemblent à la fièvre typhoïde, mais contre lesquelles le vaccin n'est pas préventif. Il faudrait, dit-il, une vaccination spéciale contre chacune de ces maladies ou mieux encore une vaccination mixte.

Contre le choléra, il existe aussi une vaccinothérapie. Si les médecins la jugent utile, je conseille aux soldats de s'y soumettre sans crainte.

Contre la méningite cérébro=spinale

Au dire des médecins compétents, cette maladie est provoquée par un microbe, le méningocoque qui s'installe volontiers sur la muqueuse nasale, d'où il arrive aux méninges. Ce coccus malfaisant n'est pas le seul capable de provoquer cette terrible maladie, il en est d'autres, mais le nez est presque toujours pour tous la porte d'entrée habituelle.

Vous en concluez tout de suite avec juste raison qu'il faut désinfecter l'intérieur du nez pour éviter ces hôtes dangereux. Je donne quelques indications à l'hygiène de l'appareil respiratoire, en voici d'autres :

D'abord, la fumée du tabac, d'après quelques-uns de mes confrères aurait des propriétés antiseptiques suffisantes pour détruire les microbes. Je dois faire observer qu'elle est irritante et peut provoquer une congestion de la muqueuse pituitaire qui favorisera à son tour le développement du méningocoque.

Il est plus sûr et plus simple — car tout le monde ne sait pas faire passer la fumée par le nez — de désinfecter soigneusement chaque jour l'intérieur des narines avec une huile antiseptique. Voici deux formules journellement employées :

Résorcine........... 0,60 centigr.
Huile stérile........ 20 gr.

ou

Menthol .... 0,70 centigr.
Eucalyptus......... 0,30 centigr.
Huile de vaseline.... 80 gr,

Imbiber de ce liquide un tampon d'ouate monté sur une allumette et badigeonner l'intérieur du nez matin et soir.

La Désinfection des latrines et des feuillées

(D'après le Journal des Praticiens)

Pour obtenir la stérilisation des urines et des matières fécales, quand il n'existe pas de latrines, on y supplée en installant des feuillées. La feuillée consiste en un sillon taillé à pic et aussi profond que la bêche le permet. La terre du déblai est rejetée à 30 cent. pour que l'homme puisse se mettre comme à cheval sur la fosse où tomberont ses déjections. La longueur du sillon doit être de 10 mètres pour un effectif de 100 hommes. Chaque jour on désinfecte avec la solution de sulfate de fer au dixième ou avec le lait de chaux.

Si on a à désinfecter des selles de malades, on les recueille dans des récipients spéciaux où on les désinfecte par le *sulfate de fer*, le *lait de chaux* (étendu de son double d'eau). *l'eau de*

RECETTES UTILES

Contre les Moustiques

Faire dégager des vapeurs de formol en mettant par exemple, dans une assiette :
Formol du commerce 100 gr. — Eau 900 gr.
Protéger la peau avec une pommade camphrée ou phéniquée
Faire brûler du bois, dont la fumée a une odeur forte ou aromatique.

Formule pour désinfecter les matières fécales

Faites une pâte avec 2 kilogs de sulfate de fer, 10 gr. de sulfate de zinc et 265 gr. de sulfate de chaux, ajoutez 10 gr. de charbon et de l'eau jusqu'à consistance pâteuse. 15 kilogs désinfectent 100 mètres d'égout.

Solution désinfectante de Siret

Sulfate de fer....................... 100 gr.
Acide chlorhydrique................. 4 gr.
Goudron............................. 20 gr.
Eau................................. 1 litre.

Poudre contre les punaises (Bug-Poison).

Alcool.............................. 5.500 gr.
Esssence de térébenthine........... 125 gr.
Camphre............................ 60 gr.
Sublimé............................ 30 gr.

à pulvériser partout où se logent les punaises.

Pâte phosphorée pour les rats

Mettez 20 gr. de phosphore dans 400 gr. d'eau bouillante dans un mortier. Quand le phosphore est liquéfié, ajoutez 400 gr. de farine en agitant.
Lorsque le mélange refroidit, versez 400 gr. de suif fondu, 200 gr. d'huile et 300 gr. de sucre. Enfermez cette pâte dans des pots bouchés. Pour vous en servir, étalez la avec une spatule sur des tranches de pain

Le sens du Goût chez les Allemands

« Les Allemands, disait Montaigne, ne goûtent pas, ils avalent. » Il est curieux de voir, en effet, à quel point le détail de ce qu'ils mangent a pour eux peu d'importance. La cuisine allemande est d'une monotonie et d'une insipidité singulière. Toutes les viandes ont le même goût, toutes accommodées de la même sauce épaisse et lourde, toutes invariablement escortées des mêmes pommes de terre cuites à l'eau. Aucun désir de varier les mets ; une énorme portion de veau rôti ou de jambon suffit à constituer un repas. Les hors-d'œuvre et le dessert sont une simple concession à la mode française. Lorsque, dans n restaurant, un Allemand n'a pas assez d'un plat, il y a toute chance qu'il demande une seconde portion du même mets qu'il vient de manger.

La sensation du charme particulier d'un beau repas semble une chose à peu près inconnue en Allemagne. On n'y aime pas comme chez nous, à s'installer deux fois le jour devant une table bien servie, à savourer en petites portions une grande variété de mets, à introduire ainsi dans la satisfaction du désir naturel de manger une part d'artifice et de divertissement. Les Allemands ont bien coutume de dîner entre une et deux heures ; mais en dehors de ce repas régulier, auquel d'ailleurs ils ne tiennent pas, ils mangent à toute heure, dans n'importe quel endroit où ils se trouvent. Ils mangent au café, au théâtre, au musée ; j'en ai vu stationner, au milieu du trottoir, devant une échoppe de rôtisseur, et avaler debout une tranche de roast-beef.

Aucun besoin non plus d'intimité et de confort. Beaucoup de familles ont l'habitude de ne jamais souper à la maison. On s'en va à la brasserie ; on choisit par un goût bizarre, les

Javel (2 cuillerées à soupe par litre d'eau), ou le *sulfate de cuivre* (5 %), le *crésyl* (5 %), le *chlorure de chaux* (2 %).

Le contact entre les matières et les solutions doit être au moins de deux heures. Les hommes doivent se laver les mains après être allés à la selle.

Contre les Poux

Les lotions de pétrole, d'huile camphrée, la poudre de staphisaigre, les pommades mercurielles, la cévadille, le vinaigre au sublimé, etc, ne sont pas toujours faciles à appliquer.

M. Jousseaux a indiqué un moyen à la portée de tous les « poilus » qui fument. Il suffit de placer le fourneau de la pipe sous le gilet de flanelle pour l'enfumer.

Le Docteur Voivenel procéde ainsi :

Nous réunissons plusieurs pouilleux. L'un d'eux est chargé de battre les vêtements des autres qu'on fait déshabiller. Evidemment la plupart des poux s'accrochent... Alors dans une assiette, nous faisons brûler du *tabac* de soldat — la plupart de nos infirmiers ne fument pas et donnent généreusement ce tabac... thérapeutique — et enfumons consciencieusement les vêtements.

Sur le poilu lui-même nous faisons couler de la tête aux pieds une décoction, ou *tisane de tabac* que nous laissons sécher sur le corps.

Ceci peut facilement se faire en première ligne. Il suffit d'avoir une guitoune affectée à ce genre de sport et chauffée au charbon, ce qui évite de jour, la fumée révélatrice.

Au *cantonnement* nous complétons par la douche et l'ébullition du linge du corps. (*Progrès Médical*).

M. Cunisset-Carnot conseille d'étaler sur les fourmilières les vêtements envahis par les poux, les fourmis les débarrassent alors rapidement.

Contre les Mouches

Le docteur Roux, directeur de l'Institut Pasteur, a résumé les recherches de M. Roubaud sur la destruction des mouches domestiques provenant du fumier de cheval : un cheval donne une quantité de fumier suffisante pour amener la production de 40.000 à 50.000 mouches par mois — soit pour la période la plus favorable à leur développement (de juin à septembre un total de 160.000 à 200.000. La mouche pondant seulement dans l'écurie ou sur le fumier frais, on pourra déjà détruire une quantité notable de ses œufs et des larves en soumettant le fumier frais à un brassage total dès le lendemain du dépôt ; mais, les œufs et les larves de mouche ne résistant pas à la chaleur, il sera plus efficace de profiter de la haute température qui se produit dans le fumier en fermentation (60° à 70°). Lorsqu'on enlève du fumier frais, il faut donc non pas le déposer sur le fumier ancien, mais creuser un trou dans celui-ci, et y enfouir le fumier frais.

A la température de 60°, les œufs et larves de mouches y sont tués en quelques secondes.

Poison pour les Mouches (FLY-POISON).

Faire bouillir 8 gr. de quassia dans 800 gr. d'eau, passer, ajouter 125 gr. de mélasse et 1 gr. d'acide arsénieux. Tremper dans cette eau un papier buvard.

Pour les chevaux, les frotter avec une décoction de feuilles de noyer ou de marrube noire dont l'odeur chasse les mouches.

Contre la pluie

Eviter d'être mouillé c'est éviter souvent des douleurs, du rhumatisme, des bronchites et bien d'autres misères. Le meilleur moyen pour cela est d'avoir des vêtements imperméables. Si l'on n'en pas, on arrive à les imperméabiliser par l'un des procédés suivants.

En 1840, Girardin et Bidard ont indiqué de plonger à plusieurs reprises les tissus dans des solutions d'alun et de savon.

On a proposé l'immersion dans l'acétate d'alumine. Murmann a conseillé de faire dissoudre 500 gr. de gélatine, 500 gr. de savon de suif neutre et 75 gr. d'alun dans 17 litres d'eau, faire bouillir, puis quand l'eau revient à 50°, plonger le tissu; il est ensuite séché, lavé, séché et calendré.

Stenhouse recommande la paraffine fondue ou dissoute dans l'essence minérale ou la benzine.

Wagner imperméabilise la laine et le coton en les imprégnant d'une solution de caséine dans le borax et les traitant ensuite par l'acétate d'alumine.

Puscher recommande d'appliquer à la surface des tissus une solution de savon d'alumine dans l'essence de térébenthine.

Procédé adopté par le Ministère de la Guerre

On prend un bain d'acétate d'alumine liquide à 6° ou 7° Baumé.

On le dissout dans un récipient en bois avec 40 litres d'eau.

On plonge les vêtements (sans boutons de métal) dans la solution et on les y laisse, immergés complètement, pendant une heure. On brasse à plusieurs reprises, on égoutte et on sèche à l'ombre dans un endroit aéré *(Le Temps)*.

Alcool	3.500 gr.
Essence de térébenthine	125 gr.
Camphre	60 gr.
Sublimé	30 gr.

à pulvériser partout où se logent les punaises.

Le Cuir

Le recouvrir par couches d'un enduit composé de

Huile de lin............ 950 gr.
Essence de térébenthine. 60 gr.
Cire jaune............ 60 gr.
Poix de Bourgogne .... 30 gr.

Le papier

On l'imperméabilise en le recouvrant d'une couche d'empois formé d'amidon et glycérine par parties égales et en l'enduisant au pinceau de   Cire................... 2 gr.
Alcool .... 10 gr.

HYGIÈNE LOCALE

Hygiène de la peau

Se laver le plus souvent possible et toujours avec du savon. A défaut de savons médicamenteux qu'on ne peut pas toujours se procurer, employer le savon blanc de Marseille, savon ordinaire.

Sachez que le savon ordinaire est un excellent antiseptique. Le Professeur Rodet, de Montpellier, a démontré qu'une solution de savon à 5 °/oo empêche toute culture du bacille de la typhoïde et qu'à 6 °/oo le staphylocoque (microbe du furoncle) ne se cultive pas. Bien mieux, une solution de savon à 1 °/o tue le bacille de la typhoïde en quelques minutes et le staphylocoque en quelques heures ; à 5°/o, il tue tous les microbes rapidement.

Vous voyez donc qu'il suffit aux porteurs de germes (typhoïde, dyssenterie) de se laver les mains au savon pour n'être pas dangereux. De même, en se lavant les mains au savon avant le repas, on évite d'introduire dans la bouche bien des microbes dangereux,

Il est, en Angleterre, une méthode employée pour préserver les enfants de la rougeole et de la scarlatine, sans les isoler, c'est la méthode de Milne. Elle consiste à frotter les enfants sur tout le corps avec une huile volatile antiseptique, de préférence l'essence d'eucalyptus. Pourquoi ne pas recommander aux soldats, lorsqu'ils font leur toilette, de procéder à un nettoyage partiel ou total de la peau, avec cette même essence dont ils mettraient quelques gouttes sur un tampon d'ouate. Même à certains jours où ils ne peuvent se laver ce serait là une précaution utile et une désinfection appréciable. Une blessure est moins grave sur une peau bien nettoyée que sur une peau qui n'a pas été antiseptisée.

Hygiène du système nerveux

Il est bien difficile de la pratiquer sur le front, car comment éviter les excitations anormales, l'insomnie, les boissons fortes, les variations de température, les nouvelles qu'apporte le courrier, etc. ?

En dehors des heures de combat, le soldat doit tâcher de se reposer autant qu'il le peut, et régulariser ses repas. On a inventé pour le séjour dans les tranchées mille appareils plus ingénieux les uns que les autres ; oreillers, matelas, lits, hamacs, qui rendent de grands services pour les heures de repos.

Je conseille surtout d'éviter l'alcool, les conversations déprimantes qui retentissent fâcheusement sur les nerfs. Quant au tabac. je ne le crois pas nuisible à la condition qu'on n'avale pas la fumée et qu'on n'en fume pas une quantité exagérée [1].

L'hydrothérapie, nécessaire à la propreté du corps, est aussi excellente pour assurer le bon équilibre du système nerveux et préserver des réactions trop vives, toujours dangereuses. Les distractions gaies, les sports, lorsqu'on peut les pratiquer, sont parmi les moyens à recommander.

(1) Voir aux variétés

Hygiène de l'appareil digestif

On ne peut songer à conseiller aux soldats tout ce qu'on recommande aux civils, en temps de paix.

Il est tout de même quelques précautions à prendre qui permettront d'éviter une dyspepsie ou même une simple indigestion. Je les résume brièvement. L'appareil digestif comprend la bouche, l'estomac, l'intestin. Je n'ai rien à dire du foie ou du pancréas. Leurs fonctions échappent un peu trop à nos moyens prophylactiques de fortune.

Bouche. — Eviter les maux de dents, les gingivites, les stomatites, les amygdalites et angines. Pour cela, brosser et laver les dents tous les jours au moins une fois au savon, se laver la bouche à l'eau tiède aromatisée d'un dentifrice, au besoin se gargariser avec une solution antiseptique, bref, se tenir la bouche en bon état [1].

Estomac et Intestin. — Quand on le peut, mastiquer convenablement, ne pas boire pour faire descendre le bol alimentaire, mais boire lorsqu'il est descendu. Mieux encore, boire une heure avant de manger.

[1] On pourrait charger les dentistes d'examiner régulièrement la bouche des hommes.

Manger de préférence le pain un peu rassis, il est de digestion plus facile.

Je ne dis rien de l'alimentation, j'en parle ailleurs.

Porter une ceinture de flanelle de préférence pour éviter le froid et l'humidité, même et surtout si les journées sont chaudes car les nuits sont froides et on se laisse trop aisément surprendre.

Se présenter tous les jours à la garde robe et à la même heure pour régulariser l'évacuation intestinale.

Se laver soigneusement les mains en revenant de la garde robe.

Appareil respiratoire

L'hygiène de l'appareil respiratoire pourrait consister simplement en gymnastique respiratoire si les militaires pouvaient et savaient la pratiquer. Comme il n'en est rien habituellement je crois bon de donner quelques conseils qui permettront d'éviter les principales affections respiratoires. On sait quelle gravité peuvent avoir un rhumé, une bronchite négligée. D'autre part, les médecins ont tant à faire qu'ils ne seront pas fâchés de voir les hommes échapper aux rhumes, bronchites, etc., si fréquents l'hiver.

L'appareil respiratoire comprend le nez, le larynx, la trachée, les bronches, les poumons et la plèvre.

Le nez est très souvent la porte d'entrée de l'infection. Le rhume de cerveau tombe, dit le vulgaire, sur la poitrine. Il n'est plus alors aisé de l'en débarrasser. Comment éviter les rhumes de cerveau ?

Les fumeurs qui font passer la fumée par les narines ont quelques chances de désinfecter ainsi leurs fosses nasales, mais ils peuvent aussi irriter leur muqueûse et je ne peux garantir l'efficacité du tabac comme préservatif.

Il est mieux — et plus sûr — de badigeonner matin et soir l'intérieur du nez avec une des huiles suivantes :

Résorcine	1 gr.
Huile d'olives stérile	20 cc.

ou bien :

Essence de menthe	II gouttes
Phénol	1 gr.
Camphre	8 gr.
Glycérine	11 gr.

ou bien :

Menthol	0 50 centigr.
Huile de vaseline	30 gr.

On peut aussi employer des pommades.

Voici comment on procède. On roule un bourrelet d'ouate sur une allumette. On la trempe dans l'huile ou la pommade et on badigeonne tout l'intérieur du nez, sans frotter.

(Voir au rhume de cerveau ce qu'on peut faire dès que le rhume existe).

Pour éviter l'infection par le larynx, les soins de la bouche ont une importance capitale, car on respire par la bouche autant que par le nez, et bien à tort

---

On peut faire des inhalations à l'eucalyptus, c'est assez incommode ; des pulvérisations, c'est peu pratique et des gargarismes. Ces derniers désinfectant les amygdales permettent aussi d'éviter l'angine.

Les comprimés de chlorate de potasse, de borate de soude, ceux à l'oxygène naissant, plus faciles à se procurer et à employer doivent être préférés.

Pour empêcher le refroidissement de la poitrine, il faut se couvrir. La flanelle qui préserve aussi des rhumatismes peut préserver d'un coup de froid. La teinture d'iode passée largà manu dès que le rhume de cerveau ou la laryngite ont commencé, peut avoir, tout comme les sinapismes, d'heureux effets. L'ouate révulsive, d'emploi facile, est aussi à recommander.

A défaut de ces moyens une révulsion vigoureuse à l'essence de térébenthine et même avec un linge sec et rude qui fait rougir vivement la peau, peut suffire à décongestionner légèrement l'appareil respiratoire.

Hygiène de la Chevelure

Les "Poilus" doivent soigner leurs cheveux. Non seulemen l'esthétique y gagne, mais les poux ne s'y mettent pas. Or les poux, c'est le typhus, ne l'oubliez pas.

Le plus simple est évidemment de porter les cheveux coupés ras.

Il est bon de laver le cuir chevelu tous les quinze jours ou tous les mois, avec du savon, des alcalins ou des préparations ammoniacales.

On peut employer de l'eau avec du savon au panama, au goudron à l'ichthyol, à l'acide salicylique.

Aussitôt après le nettoyage, sécher les cheveux et, s'ils restent secs les enduire d'huile aromatisée.

Se souvenir que l'huile noircit les cheveux, que l'ammoniaque les rougit légèrement, que l'eau oxygénée les décolore.

Cheveux secs. — Si les cheveux sont naturellement secs et cassants, ils tombent et le cuir chevelu se couvre de pellicules. Dans ce cas, il faut les laver rarement et seulement au savon alcalin, puis les enduire modérément de corps gras : huile d'amandes douces, vaseline, moëlle de bœuf aromatisée, etc.

Il faut aussi tonifier et exciter le cuir chevelu avec de l'acide acétique, ou de la pilocarpine, de la quinine. Voici une formule entre cent :

Nitrate de pilocarpine.......	1 gramme.
Chlorhyd. de quinine.........	4 gr.
Huile de ricin...............	10 gr.
Alcool à 95°.................	500 cc.

us. ext.

Cheveux gras. — Ceux-ci doivent être lavés souvent avec une décoction de panama, des préparations alcalines (borate de soude à 5 °/₀).

Ensuite employer l'ammoniaque et l'éther de pétrole.

L'ammoniaque s'emploie sous forme d'eau sédative coupée de 5 fois son volume d'eau. L'éther de pétrole s'emploie pur ou associé à l'alcool, l'éther, aux huiles volatiles. L'éther et ces huiles sont très inflammables. S'éloigner du feu, ne pas fumer pendant cette toilette.

HYGIENE DES MEMBRES INFERIEURS

Le soldat a besoin d'avoir les pieds en bon état, il doit être toujours prêt à une marche forcée, il doit éviter les ampoules, la sueur qui macère la peau, la constriction qui provoque les cors, l'ongle incarné, etc. Il doit surtout veiller à ce que la circulation des membres inférieurs se fasse bien sous peine de lourdeur, de pesanteur, de varices, de gelures, et même de gangrène, pendant les grands froids de l'hiver.

La question des bandes molletières est sur ce point d'une si haute importance que je n'hésite pas à rapporter l'opinion de plusieurs de mes confrères — opinion déjà ancienne, mais qui a toute sa valeur. Je prends ces notes dans la "Chronique Médicale" de mon sympathique confrère le Dr Cabanès.

Je reproduis les plus intéressantes in extenso pour que les militaires puissent à leur tour, après avoir expérimenté, me donner leur avis :

Voici d'abord l'avis de M. Beurnier qui était à ce moment interne à l'asile de Bassens (Savoie) :

« Interne à l'asile de Bassens, près de Chambéry, depuis environ six mois, je fais plusieurs fois par semaine de longues excursions dans les montagnes si pittoresques de la Savoie ; ayant voulu prendre pour cet usage un costume pratique, je ne pensais mieux faire que d'imiter celui des chasseurs alpins, et je me mis à porter des bandes molletières ; mais je n'ai pas tardé à m'apercevoir que cet usage était déplorable ; en effet, quoique déjà très habitué à la marche, je rentrais de ces excursions, non pas à proprement parler fatigué, mais je ressentais des crampes dans les mollets, j'avais une sensation pénible de lourdeur et d'engourdissement, les pieds étaient douloureux et je ressentais des fourmillements dans tout le membre inférieur. Ces symptômes s'accentuaient à mesure que je faisais des promenades plus longues ; bientôt même, j'avais, après la marche, le cou-de-pied gonflé, et plusieurs fois je fus obligé de délacer mes chaussures ; je ne tardai pas, enfin, à m'apercevoir de la présence de quelques varices superficielles, au niveau du tiers inférieur des deux jambes, et qui disparaissaient après quelques heures de repos allongé.

A n'en pas douter, ces courses en montagne provoquaient donc chez moi des varices profondes et superficielles, et comme plusieurs fois déjà j'avais fait des excursions en montagne, dans d'autres régions, mais en costume de ville, que même ici, si je mettais des pantalons ordinaires et non des culottes et des molletières, je ne ressentais pas ces symptômes, il était tout naturel de penser que ces accidents étaient provoqués par le port même de ces bandes molletières.

. . . .

Il me semble que les bandes molletières n'ont qu'un avantage, celui de protéger les jambes contre les broussailles épineuses : c'est évidemment un avantage appréciable ; mais ne serait-il pas possible de trouver quelque chose qui protège aussi bien les mollets, qui soit plus facile à mettre, et qui surtout n'aurait pas le gros inconvénient de produire rapidement des varices ?

Beurnier,
Interne à l'asile de Bassens
près Chambéry (Savoie).

Autre son de cloche

« J'ai passé mon enfance dans un centre d'alpinisme, à Grenoble, et j'avais à peu près une dizaine d'années, je crois, lors de l'organisation des troupes alpines et de l'adoption de la bande molletière.

Les touristes grenoblois l'utilisèrent immédiatement d'une façon très générale, et je me rappelle très bien l'avoir employée pour mon compte depuis l'âge de dix ou douze ans.

Je m'en suis toujours bien trouvé. J'ai fait mon service militaire dans les chasseurs alpins, et j'étais parmi les plus alpins, puisque j'ai passé huit mois d'hiver, comme médecin auxiliaire, il y a dix ans, dans le plus haut poste de chasseurs de la frontière des Alpes, le poste de Sollières (2.680 mètres d'altitude).

L'hiver ayant été très beau, j'étais toute la journée dehors, parcourant en ski les environs du poste. Les huit mois d'hiver passés, je suis resté dans la haute Maurienne, soit à Lanslebourg, soit au poste de la Turra, marchant beaucoup tantôt pour les besoins de mon service, tantôt pour me promener. Tout cela pour vous dire que, pendant près d'un an, les bandes molletières ont fait partie de mon costume habituel. Je les mettais le matin, même quand je ne devais pas quitter le poste, pour ne les enlever qu'à la fin de la journée. Je ne m'en abstenais que lors dēs jours de tourmente, quand il était impossible de sortir du poste.

Et bien ! je ne m'en suis jamais mal trouvé, je n'en ai jamais éprouvé le moindre inconvénient. Il me semble, au contraire,

---

que j'aurais beaucoup moins bien marché, si je n'en avais pas été muni, et je vous avoue que je n'ai jamais eu l'idée d'essayer de ne pas m'en servir.

Depuis, je n'en ai pas perdu l'habitude. J'ai fait toutes mes périodes de réserve dans les Alpes, je passe tous les ans mes vacances à la montagne, et les molletières constituent pour moi un accessoire indispensable de l'alpinisme.

Mais le tout est de savoir s'en servir. Je comprends parfaitement que le mauvais emploi de la bande molletière puisse être gros d'inconvénients.

Le meilleur modèle, à mon avis, est le modèle règlementaire des troupes alpines. J'aurais cependant une préférence pour un modèle un peu plus long. C'est d'ailleurs une tendance générale parmi les chasseurs alpins. La plupart des officiers portent un modèle plus long que celui de la troupe, et bien souvent les hommes rallongent leurs bandes avec des morceaux de vieilles paires déclassées.

Le drap de ces bandes, surtout le drap noir de la bande d'officier, est parfait. En revanche, je ne saurais trop condamner les bandes plus ou moins perfectionnées que l'on vend à Paris, ou dans les grandes villes éloignées des Alpes, bandes spirales par exemple, construites en vertu d'une idée *a priori*, et non d'après les données de l'expérience. Que de stations ai-je faites sur les sentiers des Alpes, pour permettre de se rééquiper à quelque malheureux compagnon pourvu de ces bandes perfectionnées ! Souvent il perdait patience et finissait par les mettre dans son sac.

Quand ces bandes spirales sortent du magasin, elles tiennent bien ; mais, dès qu'elles ont été mouillées, dès qu'elles sont un peu usées, dès qu'on fait une course un peu longue, elles deviennent inutilisables. Au contraire, la bande réglementaire, tant qu'elle n'est pas trop effilochée, est d'autant meilleure qu'elle est plus vieille !

Comment faut-il la mettre ? Il y a deux méthodes principales. L'une consiste à faire un tour et demi autour du bas de la jambe, puis à monter progressivement en faisant *trois* ou *cinq* croisés (suivant la longueur de la bande), pour terminer par un tour et demi autour du jarret. L'autre, plus délicate, comporte, après l'enroulement autour du bas de jambe, deux ou trois huit de chiffre autour du mollet. Ce procédé serait trop long et trop difficile à décrire théoriquement ici. Je dirai seulement qu'il nécessite l'emploi d'une bande plus longue que le premier, qu'il est excellent pour les individus qui ont la jambe courte et le mollet très saillant, mais qu'il est à peu près inutilisable pour les mollets de coq.

Une bande molletière bien mise doit tenir toute la journée sans être trop serrée. Il faut serrer assez énergiquement le premier tour d'enroulement autour du bas de jambe, et ce tour doit être fait, pour la plus grande part, sur la *tige de la bottine*. Le brodequin de l'armée est détestable à ce point de vue, et l'idéal de la chaussure alpine, c'est le modèle à tige haute et souple, lacée sur le côté. Ensuite, on doit serrer d'autant moins qu'on s'élève sur la jambe, et l'enroulement autour du jarret doit être presque lâche.

Seulement, pour que la molletière tienne, il faut utiliser toute la *ficelle*.

La *ficelle* de la molletière, c'est le ruban large de 2 centimètres environ, long de 1 mètre 50 à peu près, qui permet de la fixer autour du jarret. Or, le premier soin du troupier qui touche une paire de bandes neuves, c'est de réduire d'un coup de ciseaux la longueur de la *ficelle* à 40 ou 50 centimètres. La pose de la molletière demande un peu moins de temps, mais on est obligé d'opérer une contriction assez énergique, ce qui est tout à fait déplorable au point de vue physiologique.

Quant on veut bien faire tenir une bande molletière, il faut laisser au ruban toute sa longueur (au moins 1 m. 50) et le tenir soigneusement repassé. Une fois la bande enroulée autour du jarret, on doit continuer l'enroulement avec le ruban, en l'appliquant bien à plat sur la bande, chaque tour dépassant soit en haut, soit en bas, le tour précédent, si bien qu'en fin de compte, les tours de ficelle doivent former autour du jarret un bracelet large au moins de 5 ou 6 centimètres. En tout cas, on doit pouvoir facilement passer deux doigts entre le haut de la molletière et la culotte.

Avec un peu d'habitude, et en observant ces principes, on conservera ses molletières toute une journée sans la moindre gêne et sans qu'elles se détachent.

Mais il y a d'autres points à considérer. L'emploi des molletières comporte celui de la culotte. Il n'y a pas d'erreur plus grossière que de chercher à mettre la molletière par-dessus une jambe de pantalon. Par souci d'esthétique et pour pouvoir faire tenir la molletière autour de la cheville, on retrousse son pantalon, puis on le pelotonne au niveau du mollet et on enroule la bande par-dessus. Le résultat c'est que l'on a contre les muscles du mollet une ou plusieurs pelotes de compression, qui présentent les plus grands inconvénients.

Les militaires procèdent habituellement de la façon suivante : ils relèvent leur pantalon au-dessus du genou et enroulent la molletière sur la peau nue, ou plutôt sur leur caleçon, et au moment de l'attacher, comprennent le bas de leur pantalon sous les tours de ficelle, au niveau du jarret. Ensuite, l'ampleur longitudinale du pantalon est rabattue par-dessus la molletière, descendant jusqu'au tiers supérieur du mollet. Ce

tables déjà les plus encombrées ; femmes, enfants, domestiques, se tassent de leur mieux. Les garçons, toujours en habit, et presque toujours crasseux, ne se pressent pas de venir prendre les ordres ; ils se pressent moins encore d'aller chercher à la cuisine ce qu'on leur a demandé. Et lorsque enfin les portions sont venues, on les mange avec une lenteur somnolente ; à peine si l'on échange quelques mots. Après quoi, les hommes allument des cigares ; les femmes restent immobiles, les bras croisés, devant les assiettes sales et les verres vidés ; les enfants dorment, la tête sur la table. A dix heures, on paie et on rentre se coucher.

Aucune délicatesse dans la façon de manger. Les tables et les assiettes des meilleurs restaurants sont souvent à peine nettoyées. L'usage des nappes et des serviettes est resté, jusqu'ici, assez exceptionnel ; quelquefois on obtient, en guise de serviette, un petit carré de papier portant l'inscription : *Bon appétit !* J'ai vu des jeunes hommes, manifestement soigneux de leur tenue, qui se peignaient les cheveux et la barbe à table avant de se mettre à manger. Se servir de son couteau pour porter les morceaux à la bouche est encore en Allemagne un usage à peu près universel.

La bière suffit à la soif des Allemands, comme leurs monotones rôtis suffisent à leur faim. C'est de bière qu'ils arrosent leurs repas, c'est de bière qu'ils s'enivrent. Les séances des *vereins* d'étudiants n'ont pas d'autre but que de boire de la bière.

procédé aboutit à un résultat moins esthétique que le précédent, mais il est moins défectueux.

Pourtant il est loin d'être parfait au point de vue hygiénique.

Le mieux, c'est d'avoir une culotte dans le genre de la culotte de cheval, un peu plus lâche cependant autour du genou, mais serrée et boutonnée autour du jarret et du mollet, descendant, en épousant exactement la forme de celui-ci, jusque vers la tige de la bottine, qui doit monter assez haut, nous l'avons déjà dit. La partie de la culotte qui est serrée autour de la jambe doit porter des coutures aussi peu saillantes que possible ; les boutons doivent être très plats.

La jambe, ainsi moulée en bas par la tige de la bottine, en haut par la culotte, présente une surface très unie, très régulière, autour de laquelle il est facile d'enrouler une bande molletière dans les meilleures conditions d'hygiène et d'esthétique.

La molletière bien mise doit donner une sensation de compression très douce, très légère, uniforme et élastique, qui doit disparaître dès le premier kilomètre.

Au bout d'un quart d'heure de marche, la molletière ne doit absolument plus se rappeler à votre attention ni par une sensation de gêne ou de douleur, ni par sa chute.

Après l'avoir conservée toute la journée, on ne doit relever sur ses jambes absolument aucune empreinte de vêtement.

Notre confrère reproche encore aux bandes molletières d'être très chaudes en été et de ne pas protéger contre le froid en hiver. Evidemment, quand on porte des molletières, la jambe n'est pas ventilée, mais je n'en ai jamais souffert pour mon compte. Aussi bien est-on protégé en revanche contre l'introduction des poussières, du sable, des petits cailloux, contre les plantes piquantes, les chardons, les orties, etc.

Quant au froid, je puis répondre qu'elles en protègent parfaitement. D'ailleurs, ne le feraient-elles pas, qu'on pourrait, ayant de les mettre, se garnir la jambe d'un nombre indéterminé de bas de grosse laine.

En résumé, ayant eu l'occasion de me servir, depuis longtemps et d'une façon suivie, de la bande molletière, ayant vécu au milieu de touristes et de militaires qui l'employaient d'une façon constante, je ne lui trouve que des avantages, à condition que l'on sache s'en servir. Elle est économique, légère, propre, facile à nettoyer, facile à sécher, facile à caser. Quand on veut prendre la peine de la mettre convenablement, elle est parfaite au double point de vue de l'hygiène et de l'esthétique.

Georges GENIL-PERRIN.

— M. W. SERIEYX, ayant repris dans *l'Eclair* (1) , le sujet des bandes molletières, a reçu à ce propos, émanant de médecins et d'alpinistes autorisés, des renseignements intéressants.

Un médecin militaire, qui a longuement guerroyé au Maroc, déclare :

Si l'on n'a pas un mollet *schématique*, les bandes se déta-

(1). Cf. *l'Eclair*, 13 juin 1912.

chent avec la plus grande facilité, et ce, au moment critique... *au feu, par exemple, comme je l'ai constaté à maintes reprises dans la Chaouia...* »

D'autre part, un alpiniste distingué exprime ces considérations, qui paraissent marquées au coin de la compétence :

« La bande molletière produit *l'étranglement* de la jambe, qui, dans cet étau, ne peut ni respirer ni transpirer.

« Le *régime* de la jambe change, au cours d'une marche prolongée. Elle tend à se gonfler pendant les heures de chaleur et de plein exercice. Au repos et à la fraîcheur du matin et du soir, elle se rétracte. *Il faut donc,* pour que la bande *ne se défasse pas* en route, la *serrer à bloc* au départ, et compléter le serrage (ceci est très important) par une tresse ou courroie faisant plusieurs tours au-dessous du genou, et gênant à elle seule la circulation entière.

Qu'on n'oublie pas aussi : que le drap des bandes est *imperméable,* roulé en double épaisseur, empêchant par conséquent toute évaporation : — que ce drap est *inextensible* (les essais qu'on a faits en tricot souple ont dû être abandonnés, parce que la bande ne *tient* pas, quand elle est extensible).

« Et l'on comprendra comment peut se comporter, sous cette carapace, un membre qui travaille, se gonfle sous l'effet de la chaleur, transpire, toutes fonctions rendues impossibles par une disposition qui aboutit forcément à l'étranglement des veines.

« La vogue de la bande s'explique : 1⁰ parce qu'elle est élégante, avantageuse à l'œil, facile à mettre, solide et pas chère ; 2⁰ parce que chez les jeunes gens, elle ne produit pas d'effets *immédiats* ; 3⁰ parce que surtout on ne la porte qu'accidentellement, pour une excursion ou un voyage, ce qui n'occasionne que les malaises passagers dont vous avez parlé.

« Mais je ne crains pas d'affirmer que le port *habituel* de la bande, s'il se généralisait dans l'armée, deviendrait un *fléau...* »

— M. W. SERIEYX a bien voulu nous communiquer, d'autre part, la lettre suivante :

« Je lis votre article du 13 juin sur la bande molletière. J'ai appartenu pendant deux ans, comme médecin chef de service, à un bataillon de chasseurs alpins, et j'ai dû abandonner bien vite l'usage de cette bande, tellement je souffrais dans le mollet droit.

Il y a un fait certain, que M. le Ministre peut contrôler : c'est que les cas de varices sont très nombreux parmi les chasseurs alpins et que, 75 fois pour 100, ces varices apparaissent pendant la campagne alpine. Comment peut-il en être autrement ? La bande molletière serre fortement la cheville ou le bas de la jambe. Elle gêne la circulation en retour des veines superficielles du pied. — Les hommes de bonne foi n'en veulent plus. »

Dr RONYER *(Belley)*,
Médecin-major au 133ᵉ régiment d'infanterie.

Pendant l'hiver 1914-1915 les journaux ont signalé la rareté des pieds gelés chez les militaires ne portant pas de bandes molletières. La gêne circulatoire est donc semble-t-il bien en cause.

Liniment contre les ampoules et la sueur des pieds employé par les Allemands

Savon noir	52
Eau	27
Vaseline	15
Oxyde de zinc	6
Essence de lavande q. s. pour parfumer.	

(1) Cf. l'*Eclair*, 13 juin 1912.

L'Ongle Incarné

Si l'on veut éviter l'opération, voici ce qu'on peut essayer. :

1º Enfoncer de l'ouate hydrophile, après avoir bien lavé l'orteil, dans la rainure

2º S'il y a un peu de pus, saupoudrer d'alun.

3º Si l'ouate ne peut être bien enfoncée, alors saupoudrer d'alun, puis déprimer le bourrelet avec une bandelette de diachylon qui fait le tour de l'orteil.

4º On peut mettre entre l'ongle et la chair, du collodion ou de la gutta percha dissoute dans le chloroforme.

5º Certains médecins brûlent au crayon de nitrate d'argent les fongosités; l'escarre tombée, on laisse un pansement au diachylon.

6º On recommande d'amincir l'ongle en son milieu en le raclant avec une lame de couteau ou un morceau de verre.

En tous cas, il faut ensuite porter des chaussures bien adaptées au pied, couper l'ongle carré et surveiller le gros orteil.

Je peux rassurer les porteurs de cette petite infirmité douloureuse en leur disant que la cure radicale est facile et rapide aujourd'hui.

Contre la sueur des pieds

M. Weiss, de New-York, procède ainsi :

Après un savonnage des pieds, les frotter à la benzine avec un peu d'ouate, puis les tremper séparément dans une solution à 40 degrés de permanganate de potasse à 1 º/oo.

Ce bain durera 15 minutes, puis les pieds seront soigneusement essuyés. Le lendemain matin on les poudrera avec :

Permanganate de potasse............... 13 gr.
Alun................................... 1 gr.
Talc.................................. 50 gr.
Oxyde de zinc......................... 18 gr
Carbonate de zinc..................... 18 gr.

Séparer les orteils par du coton.

On continue le traitement plusieurs semaines en employant le bain au permanganate à 2, 3, 4 °/oo et toujours aussi chaud que possible. Lorsque l'ouate qu'on place le matin entre les orteils n'est plus humide le soir, la cure est terminée.

On peut aussi saupoudrer au tanin, à l'écorce de chêne, à la poudre de quinquina, que l'on associe au carbonate de magnésie.

Si l'on applique avec un tampon d'ouate de l'acide chromique l'odeur disparait et le pied reste sec. On a noté parfois des malaises, des maux de tête, mais le plus souvent simplement une augmentation de sueur aux mains.

Cors et Durillons, Œil de perdrix

Porter des chaussures larges,
Recourir si l'on peut au pédicure qui l'extirpera.
Si non, badigeonner tous les soirs les cors avec :

Acide salicylique.......... 1 gramme.
Alcool à 95° .... 1 gramme.
Ether sulfur....... ...... 2 gr. 50.
Extrait de cannabis....... 0 gr. 50
Collodion élastique........ 5 gramme.

On peut aussi frotter légèrement le cor avec une allumette trempée dans un caustique (acide nitrique ou acétique). Le cor tombe et la souffrance disparaît. Certains utilisent la teinture d'iode tout simplement.

L'essentiel est d'éviter la compression du pied.

CHAPITRE II

DE L'ALIMENTATION

Il semble, de prime abord, que je n'aie pas à m'occuper de l'alimentation des militaires. L'intendance chargée du service de ravitaillement fait ce qu'elle peut et je pourrais être mal venu à vouloir lui donner des conseils difficiles à suivre.

Les soldats, d'autre part, goûteraient peu des considérations d'ordre culinaire ou médical, alors qu'ils mangent quand ils le peuvent et comme ils le peuvent.

Malgré ces objections que je m'empresse de faire non pour les réfuter, mais pour montrer qu'elles sont présentes à mon esprit, j'estime qu'il est de mon devoir d'écrire ce chapitre ; il peut rendre des services aux poilus, peut-être même à l'intendance.

Aux esprits chagrins qui verraient là une manie de spécialiste, je réponds que je peux me réclamer d'une haute autorité. Mon Maître, M. le Professeur Armand Gautier, membre de l'Académie des Sciences, ancien président de l'Académie de Médecine a porté ces questions devant les plus hautes assemblées scientifiques de France et je sais qu'il a intéressé beaucoup de gens, spécialistes ou non.

Je me servirai de ses communications pour étudier la question de la ration alimentaire de soldat.

J'emprunte à MM. Rouget et Dopter [1] et à M. Labbé les documents suivants sur l'alimentation du soldat français :

ALIMENTS	RATION TEMPS DE PAIX GARNISON	RATION CAMPS DE MANŒUVRE	RATION NORMALE DE CAMPAGNE	RATION FORTE DE CAMPAGNE [2]
Pain de munition . . .	750 gr.	750 gr.	750 gr.	750 gr.
Pain de soupe.	250 gr.			
Viande fraîche (avec les os)	320 gr.	300 gr.	400 gr.	500 gr.
Riz . . . . . ou	30 gr.	30 gr.	60 gr.	100 gr.
Légumes secs.	60 gr.	60 gr.	60 gr.	100 gr.
Saindoux . . ou	30 gr.		30 gr.	30 gr.
Grais. de bœuf	40 gr.		40 gr.	40 gr.
Sucre.	21 gr.	21 gr.	21 gr.	31 gr.
Sel	16 gr.	16 gr.	20 gr.	20 gr.
Café torréfié .	16 gr.	16 gr.	16 gr.	24 gr.

Ces chiffres concordent assez bien en général avec ceux que les expériences des physiologistes nous ont indiqués comme nécessaires.

(1) **Hygiène Militaire.** — Traité d'Hygiène de Brouardel, Chantemesse et Mosny.

(2) D'après le bulletin officiel *Revue des Subsistances Militaires*, 2 avril 1914, il faut ajouter à cette ration 50 gr. de potage sec dit salé ou condensé et 250 centigr. de vin ou 62,5 centigr. d'eau de vie.

Il y a cependant quelques observations à faire.

Ces rations sont théoriquement assez élevées, (1) car si nous consentions, suivant la mode des théoriciens, à calculer les calories qu'elles donnent, nous arriverions à 3.300 ou 3.700 calories (Antony) soit 55 à 60 calories par kilog., alors que des sportsmen peuvent faire un travail considérable supérieur physiquement à celui des soldats, avec 34 à 45 calories par kilog.

Mais — et c'est ici que vous verrez l'inanité des théories calorifiques dans la pratique — la déperdition et le gaspillage sont considérables chez les militaires, même lorsqu'il ne se rencontre pas des fournisseurs déloyaux, des intermédiaires peu scrupuleux, voire des Desclaux pour rogner la part de chacun.

Le danger de suralimentation qui saute aux yeux du physiologiste, n'existe donc pas en réalité et le soldat n'a pas trop, n'a même pas assez, avec sa ration réelle, inférieure de beaucoup à sa ration théorique.

M. Labbé fait une autre critique et s'étonne de voir la ration de garnison supérieure à celle du temps de guerre (sans pain de soupe). En apparence, il a raison ; à dire le vrai, sa crainte est chimérique. Le gaspillage est probablement plus grand en temps de paix, voilà tout.

M. Labbé ne tient d'ailleurs pas compte que le soldat en garnison est toujours à la période de croissance, tandis qu'en temps de guerre, l'active ne constitue qu'une minorité, les réservistes plus âgés étant les plus nombreux.

La critique de M. Landouzy est plus sérieuse (2). Comment se fait-il qu'il n'y ait pas de différence entre la ration du fantassin et du cuirassier, alors que les rations des chevaux du cuirassier et du hussard sont différentes.

C'est toujours la même faute et le mot de Diogène au

1) M. Armand Gautier trouve cette alimentation insuffisante. Dans la Revue Scientifique il réclame une augmentation sérieuse de 900 calories obtenue par l'addition à la ration alimentaire de corps gras, d'aliments végétaux et de vin. A mon humble avis M. Gautier a raison.

2) Landouzy : L'alimentation rationnelle.

Mégarien est toujours vrai : « Mon ami, je préférerais_être ton taureau que ton fils. »

On le voit, l'alimentation des hommes à besoin d'être revisée (M. Labbé) comme quantité, mais je crois qu'elle a plus encore besoin d'être révisée comme qualité.

D'abord elle n'est pas assez variée. M. Armand Gautier a parliculièremeut insisté sur ce point. Sans doute, en théorie on permet le remplacement du riz par des légumes frais, mais dans la pratique on ne le fait guère. Les fruits, les légumes verts manquent presque complètement, et, à mon avis, le pain souvent de qualité médiocre est donné en trop grande quantité comparativement aux autres aliments.

Pendant mon service militaire, j'ai vu des hommes ne manger que le quart de leur « boule de son », alors que d'autres arrivaient à en absorber deux et même davantage.

Depuis, j'ai vu dans mon cabinet bien avant la guerre, nombre de soldats revenir de l'armée avec une dyspepsie. Sans doute pouvais-je souvent l'attribuer à des excès de table ou de boissons, mais parfois je retrouvais là l'influence de ce pain de caserne, savoureux parfois, mais aussi mal cuit et provoquant généralement des fermentations gastriques si intenses que les meilleures poudres de saturation de M. Robin n'auraient pu les entraver. A mon humble avis, on ne devrait pas laisser les soldat se gaver de pain frais ; on devrait exiger que le pain fut rassis et les légumes assez abondants pour qu'ils n'éprouvassent point le besoin de se rattraper sur le pain seul de l'insuffisance de leur ration totale.

De même, j'ai longtemps bu le café du matin à la caserne. Je ne voudrais pas blesser la susceptibilité de mon ancien chef de chambrée, mais je suis obligé de reconnaître que l'eau noirâtre qu'on nous servait n'avait du café que le nom, sans aucune de ses propriétés. Combien plus sage il eût été de donner aux hommes une petite tasse de lait que ce « café » eut norci agréablement. Actuellement, on dispose d'excellents laits condensés; on pourrait donc essayer de donner aux soldats une cuillerée de lait condensé dans une tasse de café, un peu de sucre et une tranche de pain, on leur assurerait ainsi un déjeuner parfait et d'un prix modique.

On accordait jadis aux hommes en temps de guerre une ration d'eau de vie. Cette mesure était-elle bonne ou mauvaise ? Par les grands froids, sous la pluie, au grand air, 62 centilitres d'eau de vie ne pouvaient pas faire grand mal. Maintenant, je crains qu'on ne pousse l'antialcoolisme si loin qu'on ne veuille plus entendre parler d'alcool. N'y a t-il pas là quelque exagération ?

L'alcool est un poison, nous sommes tous d'accord sur ce point, mais il est des cas où l'intoxication alcoolique est préférable aux toxines microbiennes, dont le froid ou l'humidité favorisent la virulence.

En matière d'alimentation il faut savoir se garder de tout exclusivisme et aussi de tout prosélytisme.

M. Armand Gautier dont personne ne suspectera les senti-

---

ments d'antialcoolisme, écrit(1). «Au même titre que la graisse ou le sucre, l'alcool doit être considéré comme un aliment nous procurant la majeure partie de l'énergie correspondant au nombre de calories qu'il produirait, s'il était complètement brûlé au calorimètre. Soit que l'individu travaille, soit qu'il reste au repos, on peut établir qu'à la façon des graisses et des sucres, l'alcool protège les tissus, et en particulier leurs matières protoplasmiques contre la destruction que provoque tout fonctionnement vital, *mais à cette condition indispensable qu'il soit consommé étendu d'eau et sans abus, celui-ci entraînant des effets contraires.* »

L'alcool se comporte, en un mot, comme un véritable aliment et comme un aliment précieux tant que l'on né dépasse pas la dose de un gramme par kilog. de poids du corps et par jour, dose reconnue rester en deça de la zone dangereuse.

« Chez l'homme, à des doses supérieures à 1 gr. 5 par jour et par kilog. l'alcool doit être considéré comme ayant des effets fâcheux. Mais à doses modérées et à ces doses seulement, l'alcool étendu d'eau, ou le vin, constitue un aliment apte à vous procurer rapidement de la chaleur et de la force, *à réchauffer le sang* comme dit le peuple, à protéger la partie azotée de nos tissus, *à mettre enfin le sujet en état de fournir tout de suite un effort supérieur à celui que permettrait l'alimentation sans alcool* ».

« L'alcool est à la fois un combustible et un puissant excitant nerveux, mais cette excitation peut rapidement devenir dangereuse, surtout si l'alcool est pris sous forme de liqueurs fortes. Absorbé même à faibles doses, il passe dans les plasmas et se fixe sur les centres nerveux dont il ne s'élimine ensuite que lentement. Utilisable, précieuse quelquefois, tant qu'elle est modérée, cette excitation devient désastreuse si l'on fait abus répété

(1) L'Alimentation et les régimes.

de l'alcool. Mais les conséquences de cet abus ne doivent pas nous faire rejeter comme inutilisable ce précieux adjuvant de l'alimentation, pas plus que les abus de la morphine ne sauraient faire abandonner cet excellent médicament. »

L'usage universel des boissons fermentées est donc logique et fondé. Il montre que le bon sens du vulgaire peut avoir quelquefois raison contre les théories d'une science qui se forme, et qui, dans ce cas particulier, préoccupée surtout de la plaie lamentable de l'alcoolisme est restée longtemps plus utilitariste qu'expérimentale et sérieuse.

Les vins généreux et l'alcool lui même sont surtout précieux dans les pays froids, humides et marécageux. Encore faut il qu'on n'oublie point le danger auquel exposent ces liqueurs dont on est souvent entraîné à mésuser. » (1)

Il semble donc bien que M. Armand Gautier ne proscrirait pas pour les militaires l'alcool étendu d'eau, ou mieux encore le vin à dose modérée, surtout dans l'humidité froide des longues nuits d'hiver passées sous la tente et dans les tranchées ; en particulier lorsqu'il s'agit de faire un effort considérable que les hommes ne peuvent demander à leur alimentation.

Je partage pleinement l'avis du Maître éminent au sujet de l'addition d'eau à l'alcool, car celui-ci pris pur ne tarde pas à altérer les glandes de la muqueuse de l'estomac.

Le meilleur moyen de combattre l'alcoolisme est de conseiller l'usage du vin qui est un aliment réparateur, une boisson hygiénique et tonique, un excitant nerveux.

Le cidre est aussi une excellente boisson où l'alcool existe sous une forme agréable et diluée. Toutefois il ne vaut pas le vin. Puis, comme dit le professeur A. Gautier, le cidre est une boisson froide ; aussi, comme le buveur de bière, le buveur de

(1) L'Alimentation et les Régimes.

cidre cherche-t-il à compléter son action par un verre d'eau de vie, là est le danger.

La bière est aussi une boisson agréable, moins alcoolique que le vin mais aussi moins stimulante, moins apte à faire résister à la fatigue. Elle n'apaise la soif que pour l'exciter ensuite par la sensation de sécheresse et d'empâtement qu'elle laisse à la bouche. Elle alourdit le buveur, il est vrai mais elle est très nutritive par ses principes azotés, tonique par ses substances amères, diurétique, et rafraîchissante ; l'abus n'en va pas sans de graves inconvénients.

Puisque je suis en train de passer en revue les boissons et que je recommande le vin — j'entends le bon vin léger, naturel sans mélange suspect ou un peu d'eau de vie étendue d'eau chaude sucrée, je veux dire aussi deux mots du café et du thé étudiés par M. A. Gautier sous le nom d'aliments nervins.

Les aliments nervins, écrit le Maître, « sont les aliments aptes à placer momentanément l'organisme dans un état de résistance ou d'activité qui leur permet de réagir contre la déchéance physique ou fonctionnelle qui, avant leur action, l'empêchait d'utiliser ses réserves ». Autrement dit, les aliments nervins et excitateurs sont ceux qui agissant sur les nerfs pour les mettre en tension font disparaître l'influence de la fatigue, de la douleur, de l'inanition. Ils permettent à celui qui les prend de tirer de ses réserves jusque là indisponibles, une nouvelle énergie. Ces aliments agissent sur les centres nerveux psychiques et sur ceux qui commandent à l'énergie musculaire. Enfin sans être des aliments d'épargne, ils permettent de diminuer l'usure de la machine animale, en empêchant la destruction des albumines.

Les principaux sont le café, le thé, la kola, le guarana, le cacao. (Voir aux aliments concentrés).

Le café permet, pour une même alimentation, de produire plus de travail dans un temps donné ou le même travail avec moins de lassitude. Il active la circulation du sang, contribue à débarrasser les muscles de leurs déchets, active leur énergie, diminue la fatigue musculaire et cérébrale (A. Gautier). Il passe, d'après Trousseau pour anaphrodisiaque.

Comme aliment il est à peu près nul. L'abus amène des troubles. Le thé a des propriétés analogues, il prédispose au travail cérébral et musculaire, active les fonctions de la peau et l'excrétion des urines. L'abus détraque l'estomac et le système nerveux.

Passons maintenant rapidement en revue les aliments de consommation courante en nous référant toujours aux études de M. A. Gautier, qui nous permettent de formuler des conclusions sûres.

La viande. — Les soldats consomment de la viande fraîche, des viandes conservées, des bouillons et extraits de viande et aussi depuis quelque temps des viandes frigorifiées.

Je n'ai pas grand chose à dire de la viande ; voici les caractères de la viande de bonne qualité, la seule qu'on doive fournir aux hommes.

« La viande de bonne qualité doit être d'un rouge vif, ferme, élastique, comme grenue au doigt et d'un grain serré, elle doit

Eloge du café

J'ai découvert une horrible et cruelle méthode, que je ne conseille qu'aux hommes d'une excessive vigueur, à cheveux noirs et durs, à peau mélangée d'ocre et de vermillon, à mains carrées, à jambes en forme de balustres comme ceux de la place Louis XV. Il s'agit de l'emploi du café moulu, foulé, froid et anhydre (mot chimique qui signifie peu d'eau ou sans eau), pris à jeun. Ce café tombe dans votre estomac, qui, vous le savez par Brillat-Savarin, est un sac velouté à l'intérieur et tapissé de suçoirs et de papilles ; il n'y trouve rien, il s'attaque à cette délicate et voluptueuse doublure, il devient une sorte d'aliment qui veut ses sucs ; il les tord, il les sollicite comme une pythonisse appelle son dieu, il malmène ces jolies parois comme un charretier qui brutalise de jeunes chevaux ; les plexus s'enflamment, ils flambent et font aller leurs étincelles jusqu'au cerveau. Dès lors, tout s'agite : les idées s'ébranlent, comme les bataillons de la grande armée sur le terrain d'une bataille, et la bataille a lieu. Les souvenirs arrivent au pas de charge, enseignes déployées ; la cavalerie légère des comparaisons se développe par un magnifique galop ; l'artillerie de la logique accourt avec son train et ses gargousses ; les traits d'esprit arrivent en tirailleurs ; les figures se dressent ; le papier se couvre d'encre, car la veille commence et finit par des torrents d'eau noire, comme la bataille par sa poudre noire.

J'ai conseillé ce breuvage, ainsi pris, à un de mes amis, qui voulait absolument faire un travail promis pour le lendemain : il s'est cru empoisonné, il s'est recouché, il a gardé le lit comme une mariée. Il était grand, blond, cheveux rares ; un estomac de papier mâché, mince. Il y avait, de ma part, manque d'observation.

L'état où vous met le café pris à jeun, dans les conditions magistrales, produit une sorte de vivacité nerveuse qui ressemble à celle de la colère : le verbe s'élève, les gestes expriment une impatience maladive ; on veut que tout aille comme trottent les idées ; on est braque, rageur pour des riens, on arrive à ce variable caractère du poète, tant accusé par les épiciers ; on prête à autrui la lucidité dont on jouit. Un homme d'esprit avoir une odeur fraîche et douce. Lorsqu'on la tranche, elle ne laisse suinter par pression qu'une très minime quantité d'un suc rouge clair à peine acidulé au tournesol. Sur la coupe des bonnes viandes se voient de fines arborisations qui proviennent de l'infiltration du tissu musculaire par la graisse interstitielle chez les animaux qui ont été bien nourris. Elles donnent à ces viandes généralement excellentes lorsqu'elles présentent ce caractère, un aspect marbré ou persillé de blanc jaunâtre sur rouge vif » (Gautier).

Bouillon de viande. — Le bouillon contient par litre 7 gr. 5 de matières albuminoïdes assimilables correspondant à 40 gr. environ de viande fraîche. Le bouillon est plastique par ses phosphates, ses sels de potasse et ses lécithines. Mais surtout c'est un aliment nervin par ses matières gustatives, odorantes et sapides qui forment le 1/4 environ de son extrait, par ses leucomaines qui, ingérées, ont un effet analogue à ceux de la caféine, de la théobromine. Il tonifie le cœur et active la digestion et la circulation ». Il ne faut pas en abuser toutefois et il faut toujours le consommer frais.

Extrait de viande. — « Les extraits de viande renferment pour le quart environ de leur poids, des sels où dominent les lactates et phosphates de potasse. Ce sont donc des excitants mais qui ne peuvent être employés qu'à doses très modérées ne dépassant pas le 12e du poids des albuminoïdes totaux des aliments ordinaires, à la condition qu'ils n'ajoutent pas à la ration quotidienne au delà de 2 gr. 5 de potasse supplémentaire ». (A. Gautier)

Viandes conservées. — Une conserve peut se maintenir intacte 5 ans et plus. Toute boîte bombée, futée ou présentant la moindre fausse odeur à l'intérieur doit être rejetée. Le bouillon doit être très concentré.

Ces boîtes doivent être fermées par agraffage ou des soudures extérieures. Il faut que l'étamage des boîtes soit blanc et bien brillant, ce qui indique l'absence de plomb.

Mille grammes de viande de conserve contiennent 750 à 800 gr. de viande, 170 à 190 de bouillon de gelée et 30 à 70 gr. de graisse fondue.

Elles ont toutes les qualités et la valeur nutritive de la viande. Un kilo de conserve répond à 1,500 gr. de viande désossée.

Viandes frigorifiées. — On vient enfin, devant la difficulté de trouver de la viande fraîche à des prix abordables, d'autoriser provisoirement l'importation des viandes congelées. Il ne manquera pas des gens intéressés pour en dire beaucoup de mal. Je prie les militaires qui me font l'honneur de me lire de ne rien croire de ce qu'on leur racontera pour leur faire rejeter ces viandes.

Et si mon opinion qui n'est basée que sur la consòmmation que j'ai faite de ces viandes, ne leur suffit pas, voici, pour les convaincre, ce que dit à ce sujet le prof. Armand Gautier.

C'est, je pense, une référence suffisante.

Je reproduis d'abord le tableau (1) où il résume le résultat de ses analyses de viande fraîche et de viande congelée.

COMPOSTION POUR CENT PARTIES	MOUTON FRAIS ÉPAULE	MOUTON FRIGORIFIÉ ÉPAULE 5 à 6 mois à -5	BŒUF FRAIS RUMSTEAK	BŒUF FRIGORIFIÉ 5 à 6 mois à -5
Eau	74,92	73,66	74,75	73,96
Globulines répondant à la partie de la viande soluble dans l'eau	3,32	2,14	3,06	2,69
Peptones . .	1,33	1,29	2,24	2,56
Myosine. . .	8,31	10,33	10,96	9,29
Myostroïne. .	4,49	4,04	4,30	6,41
Matières indigestibles . .	0,86	0,75	0,24	0,94
Matières extractives . .	0,49	0,95	0,97	1,01
Glycogènes. .	0,40	0,03	0,38	0,16
Graisse et cholestérine . .	5,23	5,38	1,98	2,04
Sels minéraux solubles . .	0,60	0,53	0,65	0,47
Sels minéraux insolubles .	0,65	0,44	0,44	0,44
Total. . .	100,60	99,54	99,97	99,97

Conclusions. — 1°) Les viandes frigorifiées, puis conservées plusieurs mois à — 5° contiennent environ 1 °/o d'eau en moins que les bonnes viandes de boucherie du pays laissées un jour à l'air.

(1) L'alimentation et les régimes

2º) Les albuminoïdes assimilables sont un peu plus élevés dans ces viandes que dans les viandes fraîches.

	Viande fraîche	*Viande frigorifiée*
Mouton	17,45	18,70
Bœuf	20,56	20,95

3º) Les viandes congelées sont un peu moins gélatineuses que les viandes fraîches

4º) Les matières grasses sont à peu près équivalentes, mais dans les viandes frigorifiées la graisse prend un léger goût de suif facile à reconnaître à la cuisson.

C'est pourquoi la cuisinière qui a la pratique de cette viande, la dégraisse avant de la faire cuire.

5º Les matières extractives (ferments) ne sont pas plus abondantes dans une viande que dans l'autre, sauf les leucomaïnes qui le sont un peu moins dans la viande congelée.

6º Les peptones ne sont pas modifiées.

7º Lorsqu'avant de les consommer, on laisse ces viandes atteindre la température ordinaire, il s'y produit sous l'action de leurs ferments, une peptonisation partielle assez rapide qui contribue à la formation d'un exsudat plus abondant que celui que donnent les viandes fraîches, circonstance qui a fait croire qu'elles étaient plus altérables ou putrescibles que les viande fraîches. M. le Prof. Letulle a, par un examen microscopique attentif, reconnu que les fibres musculaires étaient absolument intactes, sans aucune dilacération.

8º La saveur des viandes frigorifiées n'est inférieure à celle des viandes fraîches que par un léger goût de graillon ; encore n'est-il pas aisément perceptible.

9º La digestibilité des viandes frigorifiées et fraiches est équivalente. Quant à la conservation des viandes frigorifiées elle est assurée pendant de longues heures. « *Elles peuvent rester plusieurs jours à l'air tiède, être chargées en wagons, transportées en vrac à plusieurs centaines de kilomètres, même l'été, pourvu qu'elles le soient par grandes quantités à la fois, au sortir de la chambre froide, sans que les signes de la putréfaction se manifestent.* »

J'insiste à dessein sur tous ces points et j'invoque l'autorité du Prof. Armand Gautier (1), parce qu'il se trouvera des gens intéressés pour inquiéter les consommateurs et mettre sur le compte de la viande tous les malaises qui peuvent survenir à des hommes dont l'alimentation ou l'hygiène laissent à désirer parfois.

Le poisson frais ne peut guère être consommé par les troupes, sa chair s'altère trop vite. En revanche, les poissons conservés peuvent rendre de grands services : le saumon fumé, le hareng salé, la sardine à l'huile, la morue séchée renferment de fortes quantités d'albumine : (81 %) pour la morue sèche ; (29 %) pour la sardine et aussi de la graisse, (14,07) pour la sardine, (16,09) pour le hareng, ce qui en fait des aliments très nourrissants qu'il est facile de se procurer.

La viande et le pain acidifient le sang. Or, il faut que le sang et les humeurs soient alcalins, si nous voulons être en bonne santé. Par conséquent, il faut ajouter aux éléments nutritifs que j'ai étudiés, des aliments capables de remplir ce rôle. Ces aliments sont les légumes secs, les légumes herbacés et les fruits.

En outre, l'intestin a besoin pour n'être pas irrité par le bol fécal, de résidus cellulosiques qui excitent le péristaltisme intestinal et soient facilement expulsés. Ici encore les fruits et

(1) Voir le mémoire d'A. Gautier sur « Les viandes alimentaires fraîches et congelées » in Revue d'Hygiène de Vallin, avril et mai 1897.

les légumes herbacés remplissent ce rôle. Je ne dis rien des légumes secs. Peut-être pourrait-on en augmenter la quantité pour les soldats, surtout si l'on diminue un peu le pain, car les lentilles, la fève, pour n'en citer que deux, sont des aliments très nourrissants et très sains, soit en nature, soit en poudre, soit en comprimés, mais surtout, à défaut de légumes frais, il faudrait augmenter la consommation des juliennes sèches (carottes, choux, pommes de terre) et les conserves de haricots, pois, épinards, salades.

Les conserves pour potage composées de farines et d'extraits de viande (cartouches-ration, conserves de soupe, tablettes de viande, légumine, Erbensuppe des Autrichiens) ne semblent pas avoir beaucoup de succès auprès des soldats. On n'est pas encore arrivé à une formule satisfaisante, à ce qu'ils disent.

A propos des légumes verts, je recommande de les laver soigneusement à l'eau bouillie ou stérilisée, car trop souvent, c'est par eux que la typhoïde, la dyssenterie ou la simple entérite s'installent chez les hommes.

Lorsqu'on n'a pas de fruits crus sous la main, les confitures deviennent précieuses. Non seulement elles sont nourrissantes grâce à leur sucre, savoureuses grâce aux essences des fruits, mais elles apportent à l'intestin de la cellulose et au sang des principes alcalins. Presque tous les fruits peuvent être consommés sous forme de confitures.

Le lait. — Sauf en quelques points de la zone des armées, il est bien difficile de trouver du lait frais et bon. Cependant, c'est là un aliment de tout premier ordre, sain, nutritif, excellent. Mais il y a trop de danger à consommer un lait qui est devenu un bouillon de culture microbienne pour qu'on le puisse conseiller lorsqu'il n'est pas recueilli sur place.

Stériliser le lait serait possible, mais le ravitaillement serait difficile et onéreux, les bouteilles ne supportant pas volontiers les manipulations. Ce qu'on devrait avoir à mon avis, c'est du lait condensé. Voici, d'après Kœnig, la composition d'un lait condensé (comparé au lait de vache).

	ADDITIONNÉ DE SUCRE	SANS SUCRE	LAIT DE VACHE FRAIS
Eau . . . ,	25,61	58,99	86,4
Albuminoïdes.	11,79	11,92	3,33
Beurre . . .	10,35	12,42	4,20
Lactose . .	13,84	14,49	5,2
Saccharose(sucre ajouté) .	36,22	0	0
Cendres . . .	2,19	2,18	1,35

100 gr. de lait condensé contiennent donc plus de 2 et presque 3 fois autant de graisse, d'albumine et de sucre que du lait ordinaire. Ce lait se conserve indéfiniment. Il suffit de l'additionner d'eau bouillie au moment de s'en servir pour retrouver la

composition du lait de vache : une cuillerée de lait pour 2 ou 3 cuillerées d'eau.

Les œufs constituent aussi un aliment précieux, mais outre qu'ils ne conviennent pas à tous les tubes digestifs, il faut bien savoir qu'ils se corrompent facilement.

J'ai eu l'occasion de voir quelques militaires intoxiqués par des œufs altérés.

Mieux vaut s'en passer si l'on n'est pas sûr de leur fraîcheur. Toutefois les œufs conservés dans le silicate gardent leur fraîcheur et leur saveur plusieurs mois sans inconvénient, mais on les conserve trop rarement dans la solution silicatée.

Corps gras. — La ration alimentaire du soldat prévoit quelques grammes de saindoux chaque jour. C'est un assaisonnement savoureux, mais de digestion difficile. On pourrait de temps en temps le remplacer par des graisses végétales (de coco) faciles à transporter ou par du beurre salé. L'estomac et l'intestin s'en accommoderaient mieux.

Les huiles sont d'un transport coûteux et difficile, aussi n'en peut on guère consommer. Je rappelle à ceux qui aiment la salade crue qu'Alexandre Dumas, en Espagne, ne trouvant pas d'huile potable, préparait la salade avec des jaunes d'œuf battus en guise d'huile, et du citron en guise de vinaigre. La recette peut servir encore à certains jours.

Pain. — « Le bon pain, écrit M. A. Gautier doit être léger, sonore, bien levé. Il doit donner un minimum de 22 % d'une croûte dorée, cassante, difficile à détacher de la mie. Celle-ci doit être élastique à larges cavités ; si, après que le pain s'est refroidi, on la comprime avec les doigts elle ne doit pas s'attacher aux doigts. Il doit absorber beaucoup de liquide quand on le trempe, ne pas s'effriter et n'avoir aucune odeur d'aigre, de moisi ou de fermenté. Le pain trop chargé en eau est lourd, peu sonore, sa mie laisse aux doigts une trace onctueuse. La croûte est trop faible ».

En ce moment on expérimente, par mesure d'économie, le pain fait avec de la farine de blé et de riz. Les délicats lui trouvent un aspect terne, mais en réalité ce pain est excellent. Le pain où l'on a ajouté de la farine de seigle, l'est aussi, il est en outre rafraichissant. Enfin, le pain auquel on ajoute de la fécule de pommes de terre et mieux encore, des pommes de terre rapées comme je l'ai vu faire à la campagne, mérite, puisqu'on veut faire des économies, d'être recommandé.

En outre du pain, on donne aux soldats des biscuits de troupe beaucoup plus riches en azote et en amidon que le pain, mais peu agréables au goût, si l'usage s'en prolonge; on a aussi recommandé des pains hyperazotés faits avec de la farine de froment et de la farine de légumineuses. Ils peuvent rendre des services étant très nourrissants. Les délayer dans l'eau ou le bouillon.

Aliments Concentrés

J'appelle ainsi non pas les préparations artificielles composées de farines et de caséine à des doses plus ou moins fortes, mais des aliments naturels qui, sous un petit volume sont très nourrissants et qui ayant presque la composition de la chair musculaire ne donnent à la digestion presque pas de résidus.

Le type en est la caséine du lait et les fromages. Cependant, parmi ces derniers, les fromages fermentés ne peuvent être consommés à haute dose sans dommage pour l'estomac. En revanche, le gruyère, le parmesan, le cantal, le hollande permettent d'ajouter à l'alimentation journalière, sous un petit volume, un important supplément de matières albuminoïdes.

Le gruyère contient 31 gr. d'albumine, le parmesan, 41 gr. ; le cantal 24,59 et le hollande 28 environ, sans compter de 19 à 34 gr. de matières grasses et des sels, (d'après les analyses des chimistes les plus compétents).

Le chocolat et le cacao que j'avais pu classer comme aliments nervins, à cause de leur théobromine peuvent aussi être considérés comme des aliments concentrés.

Comme aliment, le cacao est de grande valeur puisque 100 gr. de poudre de cacao dégraissé à 25 % renferment 17 gr. de substance azotée et 10 à 12 gr. d'hydrate de carbone. L'analyse de l'amande du cacaoyer donne :

Albuminoïdes	11 à 15
Graisses	40 à 50
Amidon	3 à 4
Théobromine	1 à 3
Tannin	2 à 3

Le chocolat est composé de sucre, de cacao et de substances odorantes (vanilles) qui ajoutent au pouvoir nutritif du cacao les pouvoirs énergétiques du sucre.

Les chocolats solubles, de préparation facile rendent de grands services en campagne. Certaines personnes se plaignent que le chocolat et le cacao les constipent. On peut dans ces cas, alterner leur usage avec celui du lait, du café au lait, du thé au lait, etc. Le plus gros inconvénient des cacaos et chocolats est provoqué par la quantité d'acide oxalique qu'ils renferment.

En résumé, j'ai peut-être un peu longuement insisté sur ces questions d'alimentation. Je reconnais que la plupart des soldats, retour du front, sont en bonne santé et ne se plaignent que rarement de la nourriture. Mais je sais aussi que nombre de familles envoient à leurs « poilus » des suppléments alimentaires. Peut-être ces quelques notions leur seront-elles utiles et leur permettront-elles un meilleur choix et un meilleur emploi de leur argent. Je n'ai pas eu d'autre but en écrivant ces quelques pages, surtout je n'ai pas eu pour but de critiquer les services de l'alimentatation, car, depuis l'arrivée au Ministère de M. Thierry, je reconnais que le souci de la nourriture de nos hommes est passé au premier rang de ses préoccupations.

L'Eau

L'eau est, à tout prendre, la boisson idéale. Lorsqu'elle n'est pas contaminée, l'eau de source a sur l'organisme les meilleurs effets. Pure, coupée de vin, d'alcool, aromatisée au gout de chacun, froide ou chaude, elle est la boisson par excellence.

Malheureusement elle est trop souvent impure. Il importe de pouvoir la rendre inoffensive en la débarrassant des germes dangereux qu'elle peut contenir.

L'ébullition prolongée est le moyen le plus sûr mais le plus long et le plus fastidieux. On dit que l'eau bouillie est indigeste. C'est là une vue de l'esprit. Les mêmes personnes qui vous soutiennent cette théorie, vous apprennent ensuite que les infusions aident à leur digestion. Si l'on croit l'eau indigeste parceque privée d'air, il suffit de l'aérer dans un récipient quelconque.

Il est d'autres méthodes physiques et chimiques de stérilisation. On peut, dans certains endroits, installer des filtres. En campagne on installe un filtre de fortune avec une éponge fortement tassée au fond d'un entonnoir et recouverte de sable fin bien lavé. On place cet appareil au dessus d'un seau de toile suspendu à trois fusils formés en faisceaux.

Ce filtre, comme ceux en pierre poreuse ne retient malheureusement pas les microbes. — Les filtres industriels (Chamberland, Gautier) et les stérilisateurs ne sont guère à la disposition des soldats dans les tranchées.

On a cherché pour eux à stériliser l'eau chimiquement sans la faire bouillir.

Le permanganate de potasse ou de chaux ajouté à l'eau jusqu'à ce qu'elle conserve une légère teinte rose à la dose de 2 à 4 centigr. par litre pendant 30 à 40 minutes donnerait de bons résultats. — On enlève ensuite la couleur en faisant passer l'eau sur du charbon de bois ou du bioxyde de manganèse.

Le peroxyde de chlore, le ferrochlore sont moins employés. Le procédé Vaillard utilise l'iode. Il exige une demi-heure ; on met dans un litre d'eau une pastille d'iodure et d'iodate, une autre d'acide tartique, on attend 10 minutes et on décolore avec une pastille d'hyposulfite.

Le procédé de Crookes consiste à ajouter à l'eau à épurer 2 grammes par litre de

Permanganate de chaux....	1 gr.
Sulfate d'alumine...............	10 gr.
Argile fine....................	30 gr.

Pour la désinfection des puits

Le Dr Frank préconise le procédé suivant :

On suspend à l'orifice du puits une assiette dans laquelle on verse 50 à 100 grammes de brome. Le brome se volatilise à l'air et ses vapeurs, plus lourdes, forment un nuage qui tombe lentement dans le puits, pénétrant dans les interstices et détruisant complètement les matières organiques. Dans le puits, le brome se dissout dans l'eau et descend jusqu'au fond. L'eau prend alors pendant quelque temps un léger goût de brome, assez désagréable, mais elle est, paraît-il, purifiée.

DYSPEPSIES,

GASTROPEPTYL

CHAPITRE III

Le Rhume de Cerveau (1)

Vous connaissez la boutade de cet humoriste qui n'aimait pas les médecins : « Tout ce qu'ils ont pu faire, disait-il, contre le rhume de cerveau, c'est de l'appeler coryza. » Eh ! bien tâchons de faire mieux.

M. Boulai conseille dès l'apparition des premiers picotements, le badigeonnage de la muqueuse du nez à l'atropine. Voici comment on procède. Le malade prend une allumette qu'il recouvre à l'extrémité de coton hydrophile. Celui-ci est plongé dans la solution :

Sulfate neutre d'atropine.........	1 centigr.
Eau de laurier cerise.............	20 gr.
Eau distillée......................	20 gr.

On passe le coton ainsi imbibé dans les narines.

Recommencez, dit M. Boulai, toutes les demi-heures d'abord puis toutes les heures si nécessaire, sans dépasser huit à dix badigeonnages le premier jour.

Si le troisième jour, on n'a pas réussi à arrêter le mal, cesser le traitement.

Prendre en même temps 20 à 30 gouttes par jour de teinture

(1) Voir : Hygiène respiratoire.

d'aconit dans des infusions ou un comprimé de cryogénine ou d'aspirine et se tenir au chaud quand on le peut.

Je me suis bien trouvé de faire respirer de la teinture d'iode à plusieurs reprises dans la journée.

Dans certains cas, j'ai guéri le rhume de cerveau en faisant prendre au malade quelques cuillerées de solution d'iodure potassium à 10 pour %. Dès que l'iodure a provoqué l'inflammation des fosses nasales et a, par conséquent substitué les phénomènes d'iodisme au coryza, je fais cesser le remède et tout est fini. C'est la médication par inflammation substitutive.

Contre la sensation pénible d'obstruction des narines, M. Boulai conseille le *humage* de quelques gouttes de ceci :

Solution aqueuse de chlorhydrate d'adrénaline
    au millième.................................... 10 gouttes
Solution de chlorhydrate de cocaïne au centième 20 gr.
Eau de laurier cerise......................... 20 gr.
    3 à 4 fois par jour.

Mais on n'a pas souvent cette solution à sa portée. On peut employer alors la vaseline résorcinée ou mentholée.

Poudre contre le Coryza (Lermoyez)

Acide borique...................... 16 gr.
Salol.............................. 4 gr.
Menthol........................... 0,25 centigr.
Chlorhydrate cocaïne............. 0,50 centigr.
à priser toutes les 2 heures.

Les Saignements de nez

Ne pas s'affoler.

Si le saignement est peu abondant, faire asseoir le malade la tête haute, le cou débarrassé de tout ce qui peut le serrer.

Pincer fortement le nez entre deux doigts pendant quelques minutes et se rendre compte que le sang ne coule pas dans l'arrière gorge.

Le Dʳ Pecle a conseillé de comprimer latéralement avec l'index, la narine par laquelle ne coule pas le sang, et de faire alors inspirer longuement (5 à 8 secondes) le malade, la bouche fermée, l'air passant seulement par la narine qui saigne. L'expiration se fait par la bouche. Le malade se tient debout, tête droite.

L'anémie cérébrale ainsi produite amènerait à la 3e ou 4e inspiration l'arrêt de l'hémorragie.

Si ces moyens ne réussissent pas, introduire aussi haut que possible un tampon d'ouate hydrophile imbibé d'eau oxygénée ou d'une solution d'antipyrine à 50 %. Le médecin arrivera pendant ce temps et fera le nécessaire.

S'il y avait syncope et que le médecin fut éloigné, coucher le malade à terre.

Laryngite aiguë

Ne la traitez pas par le dédain, elle pourrait vous jouer un mauvais tour.

Commencez par appliquer de l'eau chaude autour du cou, ou des sinapismes ; mettez des sinapismes aux jambes, inhalez de la vapeur d'eau et prenez une potion calmante, par exemple :

Bromure de potassium............	3 gr.
Sirop d'éther.......	30 gr.
Eau distillée...................	60 gr.

ou celle-ci :

Alcoolat d'aconit	XXV gouttes
Benzoate de soude...............	3 gr.
Teinture de belladone...........	XV gouttes
Eau de laurier cerise...........	15 gr.
Eau de fleur d'oranger..........	100 gr.
Sirop de codéïne................	50 gr.

doit alors se bien garder de se montrer ou de se laisser approcher. J'ai découvert ce singulier état par certains hasards qui me faisaient perdre, sans travail, l'exaltation que je me procurais. Des amis, chez qui je me trouvais à la campagne, me voyaient hargneux et disputailleur, de mauvaise foi dans la discussion. Le lendemain, je reconnaissais mes torts, et nous en cherchions les causes. Mais amis étaient des savants de premier ordre, nous les eûmes bientôt trouvées. Le café voulait une proie.

HONORÉ DE BALZAC.

Encore la cuisine boche.

Dans un vieux numéro du *Monde Illustré* en date du 22 novembre 1862, je trouve les deux recettes de cuisine allemande ci-dessous.

La première est le régal favori des Badois : ce sont des œufs battus au miel relevés de piment et de tranches de jambon flanquées de saucissons saupoudré de canelle et de cassonade, le tout arrosé copieusement de vin blanc et de lait caillé.

La seconde est plus magnifique encore. Oyez la description de cette « délikatesse » qui répond au nom harmonieux de Saucissenkartoffelbreisauerkrautwurst.

« Ce mets est surmonté d'une guirlande de boudins et d'andouilles ; une corniche de choucroute entrelacée de betteraves confites au sel, forme un anneau qui repose sur une coquille de saucisses et de saucissons fumés et rôtis sur le gril. Des ornements de sauge, imitant lourdement le travail des orfèvres, contournent la coquille et sont composés de sept espèces de boudins pour les noms desquels nous renvoyons le lecteur au fameux « Kochbuch » composé par un professeur de chimie de Heidelberg. Une purée de pois, flanquée de boules de pommes de terre, s'agite à la base de ce mets qui s'élève doctoralement assis sur une croûte de pâté. Il est arrosé de haut en bas avec de l'eau-de-vie de pommes de terre, et enduit d'une couche épaisse de sirop de groseille. Puis on l'allume et on le place flambant sur la table.

Si vous n'avez rien de tout cela sous la main, tachez de vous procurer des pastilles au benzoate de soude et à l'aconit qui agiront sur l'extinction de la voix.

La plupart de ces pastilles contiennent des sédatifs, de la codéïne, par exemple, pour empêcher la toux irritante qui accompagne l'inflammation du larynx. D'autres renferment des essences de menthe et d'eucalyptus dont les propriétés antiseptiques sont couramment admises.

Si l'on est outillé, on peut faire quelques pulvérisations et mieux encore quelques inhalations adoucissantes, avec la décoction de racine de guimauve, de pavot, de mauve. On ajoute un peu de borate de soude dans l'eau de l'inhalation. Inutile d'avoir un inhalateur spécial, un entonnoir coiffant une casserole remplie d'eau bouillante suffit parfaitement.

Le traitement doit être assez actif car il faut éviter l'infection des bronches.

Quelques comprimés de cryogénine ou d'aspirine contre la fièvre et le mal de tête.

Je ne parle pas de la laryngite chronique, me bornant ici aux indications d'urgence. Pour tout ce qui est chronique, il faut toujours recourir au médecin.

Bronchite aiguë

Avec l'hiver, et même avec l'été pluvieux, les bronchites sont fréquentes. Les soldats trop souvent les négligent, ce qui est ridicule, la bronchite étant, au fond, un ennemi plus redoutable que le Boche. Elle débute souvent par une laryngite (voir ce mot) et s'étend rapidement aux bronches. Alors, c'est le triomphe des pastilles et des sirops jusqu'au jour où l'estomac ne veut plus les supporter.

Le traitement le plus recommandable, hors le séjour à l'infirmerie trop souvent impossible, est :

1º) L'absorption de boissons chaudes.

2º) Contre la toux: 1 cuill. à soupe chaque 2 heures de la potion.

Extrait thébaïque............. 0.05 centigr.
Alcoolat d'aconit............ . XV gouttes
Eau de laurier cerise......... 5 gr.
Potion gommeuse............. 150 gr.

Si l'on peut, faire des inhalations emollientes et antiseptiques à la guimauve, au benjoin, à l'eucalyptus. On en retirera de bons effets.

Les révulsifs sont très utiles et doivent être employés largement, notamment les sinapismes, les cataplasmes, la teinture d'iode.

Lorsque le malade commence à cracher, lui faire prendre un peu de décoction de polygala dans son infusion.

Au moment de donner des formules, je réfléchis qu'il y a tant et tant de spécialités contre la bronchite que mes formules seraient sans intérêt, une spécialité, soit élixir, soit pastille, soit sirop, étant toujours plus facile à se procurer.

Angine aiguë et Amygdalite aiguë

Le traitement est le même pour ces deux affections. Traitement local et traitement général.

Le Dr Mile, conseille de mettre toutes les 2 heures sur un morceau de sucre dix gouttes de ce mélange :

Essence d'eucalyptus....................	1 gr.
Alcool camphré......................	5 gr.
Teinture de gaïac....................	15 gr.
Glycérine..........................	10 gr.

et de laisser fondre dans la bouche.

Contre la fièvre, prendre un cachet toutes les 6 heures de :

Phénacétine.............	0.15 centigr.

Ou de pyramidon (0.25 centigr.), ou de cryogénine.

Enfin, pratiquer sur le cou, si l'on veut, des onctions avec de l'essence de térébenthine, chloroformée ou non, ou bien appliquer des papiers sinapisés.

Les médecins conseillent volontiers les collutoires en attouchements sur les points malades. En voici un :

Collutoire contre l'amygdalite aigüe :

Acide phénique....................	1 gr.
Camphre..........	1 gr.
Glycérine	50 gr.
Eau distillée....................	50 gr.

3 ou 4 applications par jour.

On peut en utiliser bien d'autres : glycérine boratée, glycérine salicylée, etc.

Lorsqu'on ne peut avoir ces médicaments à sa disposition, le plus simple est de laisser fondre dans la bouche des comprimés de chlorate de potasse ou de chlorate de potasse et borate du soude et de se gargariser avec de l'eau très chaude dans laquelle on aura mis, ou du chlorate de potasse en comprimé, ou de borate de soude ou même simplement du bicarbonate de soude.

Traitement général

L'amygdalite nécessite toujours la désinfection des voies digestives par le benzonaphtol, les fluorures, les ferments lactiques et surtout une bonne purgation saline ou autre : sulfate de soude ou de magnésie, huile de ricin.

Une réduction du régime, parfois même la diète, aident singulièrement à la guérison.

Indigestions. Embarras gastriques

Suite d'un repas trop copieux, trop arrosé ou d'un coup de froid intempestif.

Inutile de déranger le médecin s'il est occupé.

Au moment de l'indigestion, un peu de thé, un peu d'alcool dans une infusion peuvent suffire à arrêter le mal. Des compres-

---

La pipe et le tabac ont suggéré tout un poëme à Barthélémy, le fameux auteur de la *Némésis*. Voici un fragment d'actualité :

L'art de Fumer

C'est à tort qu'on en fait une occulte science,
Voulez-vous éclairer votre inexpérience ?
Peu de mots suffiront : sans vider le brûlot,
Chargez, chargez toujours sur le même culot ;
Fumez-la lentement, sans brutale secousse,
Vous la verrez bientôt prendre une teinte rousse,
Assombrir par degré son cordon régulier,
Jusqu'à ce que, formant un superbe collier,
Il étale à la fois sa couleur blanche et noire,
La culotte d'ébène et le turban d'ivoire.
Depuis le jour qui vit le premier inventeur
D'une plante brûlée aspirer la senteur,
La pipe conquérante a subjugué l'Asie,
L'Afrique, l'Amérique et la Polynésie ;
Mais si le monde entier est son temple éternel,
L'Orient, de ce temple est le premier autel.

Mais comment rappeler les héros de la pipe,
Sans en nommer ici le plus illustre type ?
Lassalle ! qui, dit-on, les fumant par milliers,
Défiait en cet art ses plus vieux cavaliers.
Dès qu'une vieille pipe émerveillait l'armée
On disait aussitôt : « Lassalle l'a fumée ! »
Aujourd'hui, même encor, dans notre bon Paris,
D'une pipe allemande à tête colossale,
Il dit effrontément : « Elle vient de Lassalle ! »
Un jour qu'un armistice astreignait au repos
L'Aigle noir de la Prusse, ainsi que nos drapeaux,
Ce héros, qui toujours était à l'avant-garde,

S'en va chez l'ennemi flâner à la hussarde ;
Là, le premier objet que rencontrent ses yeux,
C'est un feld-maréchal qui, d'un air radieux,
Festoyait une écume effrayante de taille,
Et d'un teint si parfait que Lassalle en tressaille.
Il offre à l'étranger, s'il veut s'en dessaisir,
Ses deux plus beaux chevaux qu'il lui donne à choisir ;
L'Allemand fait le sourd ; Lassalle en offre quatre,
Six, huit, dix, et toujours refus opiniâtre ;
« Eh bien ! dit le Français au tenace Germain ;
» Adieu, souvenez-vous que je l'aurai demain ! »
C'était le jour, tout juste, où finissait la trêve.
Le lendemain, avant que l'aube ne se lève,
Lassalle fait sonner le signal des clairons,
Part comme un ouragan avec deux escadrons,
Et tandis que ses gens, peu jaloux des écumes,
A l'aigle de Berlin détachent quelques plumes,
Lui ne cherche partout que l'avare Allemand,
O bonheur ! il le trouve, il l'enlève fumant,
Le couche sur sa selle, et repart, ventre à terre,
En emportant la pipe et le propriétaire.
Celui-ci fut bientôt renvoyé sans rançon :
La pipe demeura suspendue à l'arçon.

BARTHÉLÉMY.

Les Dangers du Tabac

Le tabac est plus nuisible qu'utile. *Il change la pensée en rêverie* ; et je l'ai dit quelque part, trop de rêverie submerge et noie. Malheur au travailleur par l'esprit qui se laisse tomber tout entier de la pensée dans la rêverie. Il croit qu'il remontera aisément et se dit qu'après tout, c'est la même chose. Erreur ! La pensée est le labeur de l'intelligence, la rêverie en est la volupté. Remplacer la pensée par la rêverie, c'est confondre un poison avec la nourriture.

VICTOR HUGO.

ses chaudes sur l'estomac et sur le ventre réussissent aussi fort bien.

S'il se produit des vomissements, c'est une excellente chose, car l'estomac débarrassé est vite guéri. On peut aider à ce phénomène en introduisant ses doigts dans la gorge ou en buvant de l'eau tiède. Diète le lendemain.

Si l'embarras gastrique se prolonge avec de la fièvre, voir le médecin.

Au début de l'embarras gastrique, le procédé cher aux infirmiers militaires (1 gramme d'ipéca) est le plus recommandable. Rien de tel pour nettoyer l'estomac. Le lendemain une purgation saline de préférence. Ne pas se refroidir. Rester 24 heures à la diète absolue, puis 24 ou 48 heures au lait (1) avant de revenir peu à peu à l'alimentation normale.

Flatulence — Ballonnements — Eructations

Il est des gens que les flatulences ne gênent guère. Quelques rots sonores après le repas suffisent à débarrasser l'estomac. Dans certains pays, par exemple l'Espagne, l'éructation est considérée comme une manifestation de politesse, indiquant la plénitude de l'estomac après un bon dîner.

Chez nos soldats, qui vivent au grand air, cette réplétion gastrique est plutôt rare.

Quoiqu'il en soit, si le ballonnement devient gênant, il y a des médications pour y remédier.

(1) Si le lait est bien supporté.

Evitez tous les malaises gastriques en prenant à vos repas
2-3 Comprimés de

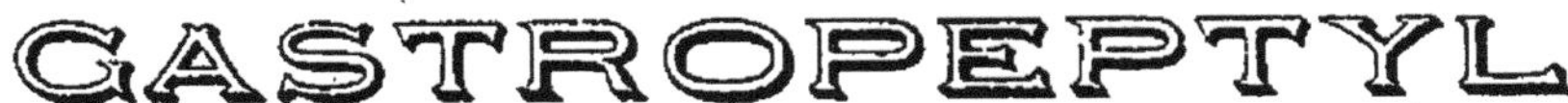

lence est obligatoire il peut révéler leur présence en un moment intempestif. De plus il peut gêner l'alimentation.

On emploie couramment des procédés empiriques qui, tous, comptent des succès : une peur brusque, la compression des poignets, du cou, un sinapisme au creux de l'estomac, la déglutition lente d'un liquide en se pinçant le nez, une série d'inspirations rapides et profondes, l'extension prolongée de la langue hors de la bouche, l'arrêt de la respiration, autant de manœuvres qui ont été conseillées.

Dans le hoquet prolongé et fatigant, si le médecin est loin, prendre six fois dans les 24 heures une cuillerée à soupe de cette potion :

Bromure de potassium................	6 gr.
Eau de laurier cerise................	6 gr.
Sirop d'éther.....................	30 gr.
Eau de valériane....................	115 gr.

ou bien de celle-ci :

Chlorhydrate de morphine...........	0.02 centigr.
Ether sulfurique...................	2 gr.
Sirop simple.....................	30 gr.
Eau de menthe....................	120 cc.

Dans les hoquets réflexes, M. Robin préconise cinq gouttes toutes les 4 heures de ceci :

Picrotoxine................	0.05 centigr.
Alcool.........................	q. s.
Chlorhydrate de morphine...........	0.05 centigr.
Sulfate neutre d'atropine.............	0.01 centigr.
Ergotine......................	1 gr.
Eau de laurier cerise................	12 gr.

Il n'est pas facile de se procurer tout cela et je ne l'indique que par acquit de conscience.

LE MEILLEUR LAXATIF

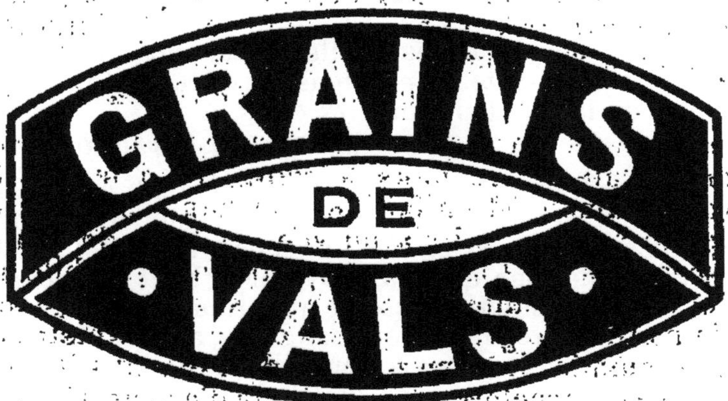

à base d'extraits de plantes

UN SEUL GRAIN

avant ou au commencement du repas du soir

donne un résultat le lendemain matin

Chasse la bile
Purifie le sang
Evacue l'intestin
Nettoie l'estomac
Elimine l'acide urique
Régularise les fonctions digestives

0 fr. 50 *La Pochette de 8 grains.*
64, Bd Port-Royal, Paris et toutes pharm.

La Constipation & les Hommes

« Le point important est d'aller librement à la garde-robe.
« *O stercus pretiosum* (O précieuse ordure !) Voilà le grand
« résultat de la vie dans tous les états ».

Diderot. — (Le Neveu de Rameau.)

« Les ventres paresseux allant rarement à la selle, la
« matière fécale reflue dans le sang, rend le constipé de
« mauvaise humeur et en fait une méchante bête. Il est très
« vrai qu'un homme qui n'a pu venir à bout de pousser sa
« selle sera plus sujet à la colère qu'un autre, sa bile ne coule
« pas, elle est recuite, son sang est adusto. Quand vous
« avez le matin une grâce à demander à un ministre ou à un
« premier commis, informez-vous adroitement s'il a le ventre
« libre : notre caractère et notre tour d'esprit dépendent de
« notre garde-robe ».

Voltaire.

« Un grand nombre d'accidents morbides dont la cause
« parait ignorée sont dûs à la constipation ».

Prof. Trousseau.

« *Initium sapientiæ, timor constipationis.* La crainte de
« la constipation est le commencement de la sagesse ».

Prof. Lasègue.

« L'intestin est un réceptacle et un laboratoire de poisons »

Prof. Bouchard.

« Que la constipation rebelle constitue non pas seulement
« un désagrément passager, négligeable et secondaire, mais
« une véritable infirmité, un état pathologique dont il faut se
« défendre comme de la peste ; c'est une évidence devant
« laquelle tous les gens de bon sens doivent s'incliner... »
« On compte les favorisés du sort qui ont l'inestimable
« chance de pouvoir garder le teint clair, le sang frais, l'œil
« vif et le cœur à l'aise sans avoir jamais besoin de se
« préoccuper de ce qui se passe *derrière eux* ».

Emile Gautier.

Ce que je conseille, lorsque les moyens physiques ou psychiques ont échoué (voir plus haut), en particulier la traction rythmée de la langue, c'est de mettre dans le creux de la main quelques gouttes d'eau de vie et de les aspirer brusquement par le nez. Ce moyen m'a toujours réussi. J'ajoute qu'il est assez désagréable, car l'action de l'alcool sur la muqueuse du nez provoque une sensation d'irritation assez pénible et l'éternûment, mais il faut essayer cela avant de passer chez le pharmacien ou chez le médecin.

Ce procédé, essentiellement empirique réussit dans nombre de malaises, en particulier dans la rage de dents. Je l'indique ici, espérant qu'il rendra service à quelques-uns d'entre vous.

Vertiges

Un autre malaise fréquent chez les dyspeptiques est le vertige. Mais il peut avoir d'autres causes, être d'origine oculaire, labyrinthique, alcoolique, etc. Le plus souvent il est d'origine gastrique, c'est dire qu'il nécessite le traitement de la dyspepsie et par conséquent ou l'intervention du médecin, de préférence du médecin spécialiste, ou bien l'emploi d'une médication ayant fait des preuves, je veux dire d'un bon antidyspeptique.

M. Robin recommande les amers, (quinquina, quassia, gentiane, etc.), d'autres l'éther, d'autres le bromure, d'autres la quinine ou le salicylate de soude suivant le cas. Tout ce que peut faire le malade, loin du médecin, c'est de soigner son estomac de son mieux, comme je viens de le dire.

Constipation

S'il est possible de modifier le régime, d'avoir des fruits, des légumes verts, c'est la première des choses à faire.

Sinon, il faut employer une médication qui n'irrite pas l'intestin.

D'abord, tâcher de provoquer un bol fécal abondant, car rien de tel pour exciter les contractions de l'organe : l'agar-agar, la graine de lin, le pruneau, la graine de psyllium, de moutarde blanche, les huiles de vaseline avec ou sans fruits remplissent assez bien ce but. Les entéritiques chroniques, malheureusement, ne se trouvent pas toujours bien de l'emploi des graines.

Si cela ne suffit pas et qu'on ne puisse recourir fréquemment aux lavements d'eau, d'huile, de liquides mucilagineux, rafraîchissants, prendre alors par la bouche, soit pendant les repas, soit à jeun, une des bonnes préparations anti-constipantes dont les formules ne manquent pas.

Je signale, pour ceux qui n'aiment pas les spécialités, l'utilité de l'huile de ricin à petite dose (1 cuillerée à café) à jeun, de la magnésie hydratée (1 cuillerée à café), de l'infusion légère de séné ou de rhamnus.

Se présenter à la garde robe, chaque jour à la même heure.

Quant au massage du ventre, il réussit quelquefois, mais il y faut un masseur habile.

Coliques intestinales

Les coliques hépatiques ou néphrétiques réclament l'intervention du médecin. — Je ne parle ici que des coliques intestinales dues à un coup de froid le plus souvent ou à une indigestion. — Si l'on suppose une autre cause recourir au médecin.

Contre les coliques bénignes, employer les applications chaudes sur le ventre ; boules d'eau chaude, linges chauds, fers chauds, térébenthine en frictions, cataplasmes.

A l'intérieur prendre :

Une cuillerée à café d'élixir parégorique toutes les 3 heures ; jusqu'à six par 24 heures.

Ou cinq gouttes de laudanum de Sydenham ou du codex (6 à 8 fois par 24 heures), sur un morceau de sucre ou dans un peu d'eau, ou quelques centigrammes d'extrait d'opium (20 centigrammes par pilule de cinq centigrammes) en 24 heures.

Rarement il est nécessaire de répéter aussi souvent ces petites doses que je trouve largement suffisantes. Dans les cas rebelles la présence du médecin est nécessaire. S'il y a eu indigestion, la diète et même une purgation d'huile de ricin rendront de grands services en débarrassant l'intestin.

Diarrhée des tranchées

Entérite aiguë. — Dyssenterie

Je réunis à dessein ces trois maladies, encore qu'elles soient totalement différentes l'une de l'autre, la première n'étant qu'un symptôme, les autres ayant des caractéristiques microbiennes spéciales.

Mais je n'écris pas pour des médecins. Ceux-ci n'ont pas besoin de mes conseils ; j'écris pour des malades qui, à la première crise diarrhéique parlent de dyssenterie et croient de bonne foi, en être atteints. Il n'en est rien fort heureusement, la plupart du temps. Ensuite, lorsqu'il y a dyssenterie vraie, l'évacuation s'impose et les soins du médecin sont indispensables quel que soit le traitement qu'il juge bon (sérum, émetine, ipéca, néo, lavements, etc). Je ne cite donc la dyssenterie que pour rappeler aux hommes la nécessité de recourir au médecin et j'étudie la diarrhée parce que, bien souvent bénigne, elle peut guérir avec quelques soins très simples et qu'on peut même la prévenir. On évite ainsi de déranger le médecin et de voir s'aggraver le mal.

L'entérite aiguë, dans sa forme diarrhéique, ne diffère guère de la diarrhée ; le même traitement lui est applicable.

Tout d'abord, je conseille à tout militaire pris d'une diarrhée, même légère, des moyens radicaux pour s'en débarrasser. Cela vaut mieux, à mon humble avis, que de faire un demi-traitement avec lequel la maladie traîne, sans guérir, épuisant les forces du malade et agissant fâcheusement sur son état moral.

Dès que la diarrhée se manifeste nettement, je recommande la diète hydrique absolue, car on ne sait jamais jusqu'où ira une diarrhée en apparence bénigne.

La diète hydrique consiste à boire de l'eau bouillie froide, à sa soif ou des infusions légères. Le système qui consiste à ne rien prendre a le défaut de laisser l'organisme se deshydrater par les selles liquides répétées.

Dans cette eau bouillie on mettra, de préférence, des ferments lactiques à haute dose (8 à 12 comprimés). Il importe de choisir des ferments ne déminéralisant pas. On peut aussi employer 10 à 30 cc. par jour de gélatine stérilisée qu'on met dans les infusions ou dans l'eau suivant le procédé de M. Lumière, appliquée à la préparation de la Gelée.

Enfin, si l'on a du benzonaphtol sous la main, il est bon d'en prendre 2 ou 3 cachets de 0.50 centigr. par jour pendant quelques jours.

J'engage à ne recourir à l'opium (laudanum, extrait thébaïque) que dans le cas de douleurs très vives ; sinon, mieux vaut attendre.

Au bout de 24 heures bien complètes, commencer le lait bouilli, pur ou coupé d'eau de Vichy. Le prendre par petites tasses toutes les 3 heures et continuer les ferments lactiques, la gélatine et, si cela ne suffit pas le benzonaphtol. Lui adjoindre le bismuth en cachets de

    Benzonaphtol................ 0 50 centg.
    Ss. nitrat. de bismuth....... 0 40 centg.

Ce jour là, le malade peut prendre 4 à 5 gouttes de laudanum à plusieurs reprises dans la journée (4 à 5 fois) ou mieux encore 1 cuillerée à café d'élixir parégorique.

Les jours suivants, continuer le traitement et le régime lacté. Puis, revenir peu à peu avec précaution, à l'alimentation normale.

Quelques personnes détestent le lait ou ne le supportent pas — ou bien le lait réussit mal, cela arrive. Dans ce cas, prolonger un peu la diète hydrique, puis passer aux farineux directement et faire cuire les farineux (farine de riz, d'avoine, d'arrow root) à l'eau.

Ensuite, manger du riz, des pâtes (nouilles et vermicelle) et revenir à l'alimentation habituelle. Comme médicaments, employer avec les farineux les mêmes remèdes qu'avec le lait.

PRÉCAUTIONS

Ne pas se purger sans l'avis du médecin.

Ne pas croire que la diarrhée purifie et dégage l'organisme.

Ne pas la traiter par le mépris.

Porter sur le ventre une large ceinture de flanelle qui le recouvre et le tienne au chaud — ainsi que les reins.

Ne pas trop serrer cette ceinture pour ne pas entraver les digestions.

Ne pas exposer le ventre au froid et à l'humidité.

Se laver les mains avant de manger.

Se laver les mains après la garde-robe.

Ne pas boire d'eau suspecte sans la faire bouillir ou la stériliser.

Peler soigneusement les fruits crus.

Laver la salade soigneusement à l'eau stérilisée.

Diarrhée cholériforme

Le Dr Stumpf employait jadis avec grand succès contre les diarrhées cholériformes, l'argile blanche pulvérisée qu'il donnait dans de l'eau à la dose de 70 à 100 grammes pour les adultes, Il faut un demi-litre d'eau pour 100 grammes d'argile. Agiter vigoureusement et ingérer peu à peu.

Il se produit alors des renvois, puis le malade s'endort.

Mais il ne faut donner l'argile que si le tube digestif est vide et il faut veiller à ce que le malade ne reçoive aucune nourriture et s'abstienne pendant 24 heures de boissons alcooliques.

La Crise d'Hémorroïdes

Un militaire est pris de violentes douleurs hémorroïdaires subitement, à la suite d'une fatigue excessive, d'une marche forcée, du régime carné exagéré : que faire, si le médecin n'est pas là pour le soulager ? Hors le sédatif par excellence, l'injection de morphine qui ne doit être faite que par le médecin, voici, d'après le Professeur Robin quelques indications qui peuvent suffire.

Bien entendu, je ne parle pas du régime, car, au front, il n'en saurait être question.

Le repos absolu, si les hémorroïdes sont turgescentes, est nécessaire. Sur les hémorroïdes appliquer de l'eau très chaude, aussi chaude qu'on la peut supporter. Le mieux, pour cela est de tremper de l'ouate dans l'eau bouillante et de la faire tomber goutte à goutte sur la tumeur rouge violacée qui s'affaisse très vite. Les compresses d'eau blanche peuvent remplacer — insuffisamment — l'eau chaude. Celle-ci peut être injectée dans le rectum à 40° deux ou trois fois par jour.

S'il est impossible de se reposer pour suivre ce traitement à l'eau chaude, on emploiera les pommades. L'application d'onguent populeum a donné des résultats. Je le trouve insuffisant et préfère la pommade suivante de M. Robin, de préparation facile :

Onguent populeum...	30 gr.
Extrait de ratanhia...	2 gr.
Extrait thébaïque.....	0.50 centigr.
Chlorhydrate cocaïne..	0.50 centigr.

(Pour l'usage externe).

La pommade à l'orthoforme à 1/20 réussit parfois, mais irrite souvent. Je la déconseille.

Contre le suintement, laver à l'eau blanche, sécher et poudrer avec :

$$
\left.\begin{array}{l}
\text{Oxyde de zinc} \\
\text{Talc stérilisé}
\end{array}\right\} \text{parties égales}
$$

Couvrir avec un peu de gaze retenue par un bandage.

Contre les hémorragies, la solution d'antipyrine à 1/10 réussit bien. Si l'hémorragie continue, prendre par cuillerées à soupe la potion :

    Chlorure de calcium....   4 gr
    Sirop d'opium..........   30 gr.
    Eau distillée..........   120 gr.

ou la potion suivante à l'ergotine :

    Ergotine..............   4 gr.
    Tannin................   0.50 centigr.
    Sp de térébenthine.....   30 gr.
    Eau...................   120 gr.

Une cuillerée toutes les heures.

On peut aussi employer 2 à 4 pilules par jour de :

    Extrait de capsicum annuum.. 0.20 centigr.

Contre la douleur, on a utilisé les gouttes de teinture de marron d'Inde : 5 à 10 gouttes par jour, l'hamamelis et l'hydrastis en teinture à 10 gouttes par jour. Ces médicaments peuvent échouer.

Bien entendu, éviter la constipation, soit par de petits lavements, des capsules d'huile de ricin, un paquet de :

    Rhubarbe en poudre..   0.50 centigr.
    de calomel..........   0.05 centigr.

pendant 3 jours de suite ou un autre laxatif doux (vaseline).

Il faut tenir l'anus très propre et s'il y a fissure — complication fréquente — badigeonner avec une pommade au goudron qui mettra fin à cet ennui. Si ces moyens échouent, aller trouver le chirurgien, qui interviendra aussitôt.

Les Palpitations

Quand un malade se plaint de palpitations, dit Hirtz, il faut examiner le poumon. 80 °/₀ des palpitations chez les soldats, affirme le Dr Chavigny sont d'origine pulmonaire. Presque toujours il y a chez eux des lésions pulmonaires tuberculeuses plus ou moins légères qui ont passé inaperçues.

Toutefois les lésions de l'appareil digestif provoquent aussi des palpitations. Les dilatés de l'estomac, les hyperchlorhydriques (Huchard), les hypersthéniques (Robin), les dyspeptiques nerveux, les entéritiques (Rieu-Villeneuve), les porteurs de tœnias (Andral), etc, ont souvent des palpitations.

Le nervosisme est, en général, le grand facteur des palpitations ; on comprend qu'il ne faut donc ni s'alarmer inutilement, ni se droguer intempestivement. Le mieux est d'aller prendre l'avis du médecin.

Ceux qui ne le peuvent pas appliqueront sur la région précardiale des sinapismes, des emplâtres, des compresses d'alcool camphré, de térébenthine, des baumes, des vésicatoires, etc.

Supprimer l'alcool, le thé, le café, le tabac, ne pas trop manger, ne pas manger trop vite, ne pas trop boire.

Si l'on peut se procurer la potion suivante, elle réussit quelquefois :

Hydrate de chloral....................	4 gr.
Bromure de sodium...................	4 gr.
Codéine..............................	0.10 centigr.
Eau laurier cerise....................	5 gr.
Eau distillée.........................	145 gr.

à prendre par cuillerées à bouche toutes les 2 ou 3 heures ou bien 20 gouttes par jour de teinture d'aubépine (Huchard).

Souvenez-vous que les palpitations n'indiquent à peu près jamais l'existence d'une maladie de cœur.

Les Rhumatismes (1)

Avec les pluies persistantes de l'hiver et de l'été, dans l'humidité des tranchées, malgré la protection des vêtements, les rhumatismes sont fréquents chez les militaires. De la simple douleur articulaire ou musculaire, jusqu'à l'attaque de rhumatisme aigu qui nécessite l'évacuation d'urgence et les soins du médecin, le rhumatisme affecte mille formes.

Il est des cas bénins où quelques précautions, des applications simples, des remèdes faciles à se procurer permettent d'éviter l'aggravation du mal et l'évacuation sur l'arrière, en même temps qu'ils évitent des douleurs souvent tenaces et violentes.

Voici — en l'absence du médecin — quelques conseils assez faciles à suivre.

Une douleur apparaît en un point quelconque, la révulsion à ce niveau peut avoir d'heureux effets. Comment la faire ? Avec un papier sinapisé, un révulsif liquide, une friction à l'essence de térébenthine, une application chaude, une pommade à l'acide salicylique ou au salicylate de méthyle.

Voici 2 formules courantes :

Acide salicylique................ 10 gr.
Lanoline...................... 10 gr.
Essence de térébenthine......... 10 gr.
Axonge........................ 80 gr.

ou :

Acide salicylique. .... 4 gr.
Salicylate de soude............ 3 gr.
Extrait de belladone........... 1 gr.
Vaseline...................... 25 gr.

(1) Lire dans le numéro de septembre de la *Revue de la Digestion et de la Nutrition*, la longue étude documentée sur les diverses variétés de rhumatismes et les divers traitements actuels. Ce numéro un fr., 1, rue Goethe.

Oindre les parties malades de l'une de ces pommades, recouvrir d'ouate, et, si possible de taffetas gommé. En même temps, prendre par la bouche, un à trois cachets par jour d'aspirine, de phénacétine, d'antipyrine, de cryogénine ou bien :

Salicylate de soude. . . . . . . 0.30 centigr.
Bromhyd. de quinine. . . . . . 0.05 centigr.

pour 1 cachet.

ou :

Acide salicylique. . . . . 0. 20 centigr.
Poudre de racine de jusquiame. 0. 02 centigr.
Extrait gras de cannabis. . . . . . 0. 01 centigr.

pour 1 cachet.

Je donne ces formules toujours dans l'intention, non pas de remplacer celles du médecin qu'on devra toujours leur préférer, mais seulement pour le cas où les malades se trouveraient dans l'embarras.

Torticolis

Il n'est pas rare de voir un soldat, après une nuit humide, ou un coup de froid ou même une mauvaise position, avoir un torticolis.

En attendant le médecin, ou pour ne pas le déranger, faire des applications de pommades salicylées, de liniments à l'essence de térébenthine, de moutarde ou d'autres révulsifs que l'on a sous la main. Tenir au chaud.

Ensuite, massages quotidiens jusqu'à disparition complète de la contracture et de la douleur.

Lumbago

On l'appelle vulgairement : mal de reins. Le mieux est de le traiter comme le torticolis. L'essence de térébenthine réussit admirablement.

On peut encore, si le pharmacien est à proximité, lui demander un liniment de :

           Chloroforme.................. 10 gr.
           Gaïacol.....................   5 gr.
           Extrait d'opium.............   2 gr.
           Alcool à 90°................ 60 gr.

Pour l'usage externe

Appliquer sur les reins avec de l'ouate et serrer avec une serviette.

Si le lumbago persiste, voir le médecin au plus tôt.

Point de côté

Avant d'en trouver la cause, (ce qui est l'affaire du médecin) il faut commencer par tâcher de calmer la douleur qui est parfois très violente. Les révulsifs ont ici un rôle important. Les sinapismes, la moutarde, l'essence de térébenthine, les cataplasmes, la chaleur, les vésicatoires, les baumes à base d'alcool, de chloroforme, d'opium permettent d'arriver à un bon résultat.

En même temps il est bon de prendre un des nombreux cachets contre la douleur dont j'ai déjà donné la formule.

L'Insomnie

Il est des militaires qui ne peuvent pas dormir. Non que le bruit du canon ou la peur des obus les impressionne, mais ils sont énervés, ils pensent à ceux de l'arrière, à leur famille, à l'avenir.

Dans ce cas, je conseille — ne parlons pas du bain qui réussirait si bien — une promenade après le repas du soir, une tasse de tilleul *froid*, sucré avec :

    Sirop de lactucarium................... 90 cc.
    Sirop de fleur d'oranger............. 30 cc. si l'on

peut s'en procurer et dans lequel on mettra cinquante centigrammes d'hydrate de chloral.

Pour ceux qui aiment les formules plus longues et qui peuvent se les procurer, ils peuvent choisir ci-dessous :

ou 1 cuillerée à soupe de :

    Bromure de potassium...............   5 gr.
    Hydrate de chloral...................   10 gr.
    Sirop de lactucarium................   20 gr.
    Eau de laurier cerise................   5 gr.
    Eau de laitue......... ....   120 gr.

ou un cachet de :

    Sulfonal.. ....   0.75 centigr.
    Bicarbonate de soude..............   0.25 centigr.

ou une pilule de :

    Extrait opium.....................   0.03 centigr.
    —   Jusquiame..................   0.02 centigr.
    Poudre réglisse...................   q. s.

ou une cuiller à café de bromidia,

ou enfin ce qui est plus à la portée des militaires dix gouttes de laudanum dans une tasse de tilleul froid.

Je recommande de ne pas s'habituer à l'opium sous quelque forme qu'on le prenne. C'est tout à fait exceptionnellement qu'on doit y avoir recours. Encore vaut-il mieux, si l'on peut, demander l'avis du médecin ou ne pas dormir pendant quelque temps. Cela ne tarde pas à s'arranger, d'autant que beaucoup de soldats grisés par l'explosion des obus et le dégagement de gaz qui les accompagne, s'endorment aussi profondément que le prince de Condé ou Napoléon sur l'affut d'un canon ou dans un coin de tranchée.

Les maux de tête

Appliquer sur la tête et le front, en protégeant les yeux, de l'éther, de l'eau sédative ; passer un crayon antimigraine.

A l'intérieur prendre un des cachets couramment employés. Voici quelques formules que je relève dans le Bulletin de Thérapeutique :

Antipyrine	0,30 centigr.
Phénacétine	0,20 —
Sulfate de quinine	0,10 —

ou :

Antipyrine	0,50 —
Bromhydrate de quinine	0,15 —
Caféine	0,005 milligr.

2 cachets par jour.

ou :

Antipyrine	0,50 centigr.
Citrate de caféine	0,10 —
Sulfate de spartéine	0,02 —

2 à 4 cachets par jour.

ou :

Pyramidon	0,30 centigr.
Bicarbonate de soude	0,10 centigr.

ou :

Aspirine 0.50 ou cryogénine..... 0,50 centigr.

D'après Robin, on peut recourir à divers mélanges :
1º Poudre de paullinia sorbilis . . . . . 0,25 centigr.
Caféine.. . . . . 0,05 à 0,10 —
Extrait gras de cannabis indica . . . 0,01 —
1 ou 2 cachets.

ou :

2º Phénacétine................... 0,50 centigr.
Caféine .... 0,06 —
Codéine .... 0,02 —
Guarana pulv .... 0,20 —

en 1 cachet, au moment de l'accès.

Les cachets vendus comme spécialités ont des formules analogues ou dérivées de celle-ci. Ils ont l'avantage d'être bien présentés et faciles à expédier.

Contre les vomissements, la diète est le meilleur remède. Je ne dis rien du régime alimentaire des migraineux. Le traitement causal et général de la migraine nécessite l'intervention du médecin, car un malade ne peut se tracer à lui-même une ligne de conduite thérapeutique.

Les maux de dents. — La Fluxion dentaire

Voilà qui n'est pas rare l'hiver chez les soldats des tranchées. Ils n'ont pas toujours sous la main un dentiste, il est bon qu'ils sachent ce qu'ils peuvent faire pour se soulager, en attendant de guérir.

Fluxion dentaire

Si l'on ne peut arracher la dent ou qu'on veuille la conserver, il faut d'abord se nettoyer la bouche avec un gargarisme; celui de Ruault est bon, le voici :

    Phénol . . . .   3 gr.
    Teinture de coca . . . .   5 gr.
    Teinture de benjoin . . . .   5 gr.
    Infusion de coca à 2 % . . . .   200 gr.

En voici un autre, que je relève dans les formulaires pour être agréable à ceux qui aiment les longues formules :

    Borate de soude . . . .   10 gr.
    Acide borique . . . .   5 gr.
    Acide salicylique . . . .   5 gr.
    Eau distillée . . . .   100 gr.
    Essence de thym . . . .   2 gouttes

1 cuillérée à café dans un verre d'eau chaude, on peut encore sucer des :

Comprimés de chlorate de potasse

Un bon dentrifice peut aussi remplacer ces diverses formules.

Ensuite, avec une épingle soigneusement flambée ou une brosse à dents bouillie faire saigner la gencive à plusieurs reprises.

Bien nettoyer la dent malade.

Si la fluxion menace d'amener un phlegmon, faire une antisepsie plus énergique avec :

LA TROUSSE DENTAIRE
de l'Abbé Arnol

est un écrin solide et élégant, de dimensions réduites

contenant les six produits nécessaires

Pour guérir facilement soi-même en quelques minutes

LES MAUX DE DENTS
FLUXIONS
ABCES, NEVRALGIES

et toutes les Maladies de la Bouche

ainsi que les COLIQUES, MAUX de REINS, MIGRAINES

Elle est envoyée FRANCO ainsi que la brochure explicative donnant une foule de renseignements précieux sur les soins de la bouche et des dents, contre 5 fr. en mandat, billet ou timbres à tous les mobilisés qui la demanderont à *M. Petiot, Directeur du Laboratoire Arnol à Givry (Saône-et-Loire),* (pour les civils le prix est de 6 fr. 80).

La brochure explicative ainsi que la copie de centaines d'attestations émanant de soldats au front sont envoyées gratuitement à toutes les personnes qui les demanderont en se recommandant du *Guide Médical du Soldat* à M. l'abbé Arnol à Châlon-sur-Saône. (Saône-et-Loire).

Mode d'emploi de la Trousse dentaire de l'Abbé Arnol

MAUX DE DENTS.

1er Cas. — *La Dent est douloureuse par accès.* Le chaud, le froid, le sucre, la salade provoquent des " rages de dents ", qui durent de dix minutes à une heure.

Dans ce cas prendre une boulette de coton avec la pince, la tremper dans le *Baume Dentaire* et l'introduire dans le trou de la dent malade. Avaler en outre trois *pilules antinévralgiques* (une toutes les trois heures).

2e cas. — *La Dent est douloureuse continuellement.* La dent semble s'allonger, on ne peut la heurter sans augmenter la douleur.

Dans ce cas prendre une boulette de coton avec la pince, la tremper dans la *Mixture* et l'introduire dans le trou de la dent malade. Introduire également dans l'oreille du côté de la dent douloureuse une autre boulette imbibée de la même *Mixture*. Avaler en outre trois *pilules antinévralgiques*, une toutes les trois heures.

NÉVRALGIES, MIGRAINES, COLIQUES, MAUX DE REINS.

Trois *pilules antinévralgiques* par jour.

ABCÈS, FLUXIONS.

Imbiber une boulette de coton de *Mixture* et badigeonner la gencive au niveau de l'abcès. Jeter un *comprimé* dans un verre d'eau, le laisser dissoudre, puis en prendre des gorgées que l'on maintient aussi longtemps que possible au niveau de l'abcès et de la fluxion.

SCORBUT, GENCIVES SAIGNANTES, MAUVAISE HALEINE ET TOUTES AFFECTIONS BUCCALES.

3 fois par jour badigeonner les gencives avec la *Mixture* et faire dissoudre un *comprimé* dans un verre d'eau pour se gargariser aussi longuement que possible.

Décoction guimauve....... .... 200 gr.
Miel rosat................................ 50 gr.
Acide phénique.......................... 1 gr.

ou avec de l'eau oxygénée à 12 volumes étendue de 5 fois son volume d'eau bouillie.

Lorsque la fluxion s'apaise, badigeonner la gencive avec :

Chlorate de potasse.................... 2 gr.
Miel rosat............................. 2 gr.
Glycérine....... .... 30 gr.

ou plus légèrement avec :

Teinture iode.........:............... 2 gr.
Teinture aconit....................... 2 gr.
Chloroforme.......................... 30 gr.

ou plus simplement : Teinture d'iode en attouchements.

Mal sans fluxion. — Rage de dents

...Se gargariser comme précédemment, nettoyer la dent, puis introduire dans le creux, si elle est cariée, une boulette d'ouate hydrophile imbibée de :

Chlorhydrate de cocaïne........ 0,10 centig.
Eau distillée.................. 10 cc.

ou de

Alcool pur à 95°

ou de

Glycérine phéniquée

ou bien de :

Menthol............................. 1 gr.
Laudanum (Cod.)..................... 5 gr.
Chloroforme .... 8 gr.

ou :

Teinture de benjoin	6 gr.
Chloroforme	4 gr.
Acide phénique	2 gr.

(Je ne donne ces formules qu'à titre de renseignement, les soldats sujets aux rages de dents pouvant avoir une de ces préparations dans leur sac.)

Laisser en place 48 heures en recouvrant de gutta-percha. Mettre du coton dans les oreilles.

Se confier au dentiste pour toute autre intervention, en particulier l'application d'acide arsénieux.

En même temps qu'on soignera la dent malade prendre un cachet antinévralgique.

Les Douleurs d'oreilles

Souvent elles sont dues à un furoncle du conduit auditif. Le traitement se compose alors de cataplasmes chauds et d'huile au laudanum, qu'on verse dans l'oreille (15 gouttes).

Si on le peut, il est bon d'introduire dans l'oreille une boulette de coton imbibée de :

Acide phénique	1 gr.
Menthol	1 gr.
Chlorhydrate cocaïne	1 gr.

Si le furoncle continue, le faire inciser par le médecin qui fera le nécessaire.

Contre la douleur de l'otite moyenne (inflammation de l'intérieur de l'oreille, très fréquente à la suite d'un coup de froid, d'une angine, etc.) nettoyer le conduit avec un peu d'eau bouillie ou boriquée, puis verser quelques gouttes de ceci :

Laudanum.....................	Dix gouttes
Menthol.......................	0.50 centigr.
Huile phéniquée à 1%.....	10 gr.

ou de glycérine phéniquée.

Si les douleurs sont atroces, appliquer 2 sangsues à l'apophyse mastoïde — en même temps recourir à des préparations antinévralgiques : antipyrine, pyramidon, paullinia, etc., — un ou deux cachets. (Voir page 88).

Les explosions formidables de l'artillerie provoquent souvent chez les sujets prédisposés des troubles graves. Les soldats se trouvent bien de mettre dans le conduit auditif, une boulette de coton pour amortir la vibration des organes délicats de l'oreille moyenne et de l'oreille interne.

Blépharite — Maladie des Yeux

M. Valude recommande d'éviter toute cause d'irritàtion, puis de laver les yeux avec une infusion chaude de camomille ou de thé vert pendant 2 à 3 minutes avec du coton hydrophile.

Après le lavage, appliquer à la base des cils, sur le bord des paupières, la pommade suivante :

| Vaseline................... | 10 gr. |
| Précipité rouge........... | 0.10 centigr. |

ou une pommade à l'oxyde de zinc s'il existe des démangeaisons.

Si les pommades ne réussissent pas, employer, pour badigeonner les paupières, la solution suivante :

| Acide picrique............ | 0.10 centigr. |
| Eau distillée.............. | 10 gr. |

Si, au lieu de la forme sèche on est en présence de la forme humide appliquer avec un petit pinceau tous les jours, un soupçon de solution de nitrate d'argent ou de sublimé à 10 %.

S'il y a des croûtes, appliquer d'abord un cataplasme de fécule et ensuite la pommade :

Oxyde jaune fraîchement préparé et lavé   0.25 centigr.
Lanoline.............................   10 gr.
Porter des lunettes jaunes.

Conjonctivite catarrhale

(avec pus)

Une goutte matin et soir dans l'œil de :
    Nitrate d'argent..............   0.10 centigr.
    Laudanum...................   V gouttes.
    Eau distillée................   10-15 gr.
S'il n'y a pas de suppuration, 2 gouttes de :
    Sulfate de zinc..............   0.05 centigr.
    Eau distillée................   10 gr.
Ce dernier collyre, après un lavage de l'œil à l'eau boriquée chaude est celui qui réussit le plus rapidement.

LES MALADIES DE LA PEAU

L'Urticaire

Quelle en est la cause ? : ce peut-être le contact des chenilles processionnaires, l'absorption de viandes de conserve douteuses, de poissons peu frais, de fraises, etc. Il faut avant tout calmer les démangeaisons.

Pour cela les lotions à l'eau vinaigrée chaude (1/3), à l'eau phéniquée très légère 1/1000, ou avec une solution de chloral réussissent assez bien. Si elles échouent, recourir à la poudre d'amidon, de talc, d'oxyde de zinc, de bismuth, de camphre etc. Voici une formule :

Talc	100 gr.
Amidon	100 gr.
Camphre,	2 gr.
Oxyde de zinc	50 gr.

La pommade suivante calme bien :

Vaseline	10 gr.
Oxyde de zinc	1 gr.
Ss-nit. bismuth	4 gr.
Menthol	0 gr. 10 cent.

Si le malade s'énerve, il prendra des pilules d'extrait de valériane à 0.20 cent. toutes les heures, ou 0.10 à 0.20 cent. par jour de valérianate d'ammoniaque, par exemple une cuillerée à café matin et soir de

Valérianate d'ammoniaque......   2 gr.
Teint. de valériane............   10 gr.
Eau de menthe................   90 gr.

dans du tilleul

Si cela ne réussit pas, purger le malade, lui donner des comprimés de ferments lactiques. Puis lotionner à l'eau de camomille, sécher et appliquer la pommade de Brocq, lorsqu'on peut se la procurer :

Acide phénique ....   0.50 centgr.
Oxyde de zinc.............   20 gr.
Lanoline ....   20 gr.
Vaseline.................   20 gr.

Prurits et Démangeaisons

Les démangeaisons proviennent souvent de l'état de l'estomac et de l'intestin et c'est à empêcher les fermentations anormales de l'appareil digestif que doit, avant tout, viser le traitement.

Je ne dis rien du régime impossible à suivre ; mais pour empêcher les fermentations, les malades ont le choix entre les naphtols, fluorures, ferments lactiques, etc. Voici quelques formules de M. Robin :

Fluorure d'ammonium..........   0.20 centigr.
Eau distillée....................   300 c.c.

Une cuill. à soupe au milieu du repas.

ou :

Soufre iodé................   0.10 centigr.

Un cachet au milieu du repas.

ou enfin un paquet de

Hydrate de magnésie............	1 gr. 50
Bicarbonate de soude...........	1 gr. 25
Sous-nit. de bismuth...........	0.80 centigr.
Craie préparée.................	0.80 centigr.
Codéine	0.005 milligr.

ou 6 comprimés de ferments lactiques.

Sur la peau, s'il n'y a pas de papules, passer une solution de

Silicate de soude...............	1 gr.
Eau.........................	100. gr.

puis poudrer avec

Amidon.....................	60 gr.
Oxyde de zinc...............	15 gr.
Camphre pulv................	2 gr.
Essence de verveine...........	III gouttes

Supprimer la flanelle provisoirement

S'il y a des papules, appliquer des compresses imbibées de la solution suivante :

Chlorhydrate d'ammoniaque........	0.25 centigr.
Sublimé.........................	0.25 centigr.
Lait d'amandes...................	250 gr.

On peut aussi, comme M. Robin employer en couches min-
ces, toutes les 24 heures le baume du Commandeur.

Contre le prurit anal tenace

Voici une bonne formule :

Bichlorure de mercure	0.03 centigr.
Chlorhyd. d'ammoniaque	0.12 centigr.
Acide phénique	1 gr.
Glycérine	60 gr.
Eau de roses	115 gr.

laver la région avec un tampon d'ouate.

Ou appliquer la pommade de Brocq aux 3 acides :

Acide phénique	1 gr.
Acide salicylique	2 gr.
Acide tartrique	3 gr.
Glycerolé d'amidon	100 gr.

Les Clous et les Furoncles

Vous savez, hélas ! combien ils sont fréquents ; peut-on les
faire avorter ?

Souvent, oui, surtout si le furoncle est dû à un frottement,
à un grattage, etc., plus difficilement s'il est dû à un mauvais
état général.

Pour le faire avorter, on applique de la teinture d'iode — il
faut répéter assez souvent l'opération — ou bien de l'iodacétone
ou une solution alcoolique de sublimé à 1/100 ou d'acide phénique à 1/10. On dépose une goutte sur la pointe du furoncle.

M. Brocq recouvre le furoncle de petits gateaux d'ouate hydrophile imbibée d'alcool camphré ou boriqué. M. Reclus préfère les applications d'eau boriquée chaude. Certains médecins touchent la pointe naissante au fer rouge.

Le furoncle continue son évolution, que faire ? M. Faure conseille des applications de sublimé à 1/1000 ou d'eau boriquée, avec, en sus des pulvérisations antiseptiques.

Avec cette pratique souvent l'évolution du furoncle est retardée, la douleur augmentée et la durée du mal indéfinie. Je préfère une autre méthode. Recouvrir de sparadrap de Vigo ou de Vidal une large étendue de peau autour du clou, percer ce sparadrap au niveau de la pointe et appliquer là des cataplasmes très chauds. On peut aussi tenir en permanence des compresses d'eau bouillie chaude, mais elles provoquent de la folliculite.

Dès que le pus est formé — pas avant — inciser. Beaucoup de médecins laissent crever le furoncle qui guérit lorsque le bourbillon est expulsé.

Les cautérisations, les incisions précoces, la ventouse de Bier autant de moyens que j'ai employés, comme tous les médecins, qui m'ont convaincu de leur peu d'efficacité et qui sont très douloureux.

A la fin, on pansera le furoncle à la vaseline salolée.

Lorsqu'on a des poussées de furonculose les ferments lactiques, la levure de bière, trouvent leurs indications.

Je résume ici le traitement qu'on fait suivre dans ce cas, à l'hôpital de la Pitié.

1º Boire de l'eau de goudron et prendre 3 cachets par jour de :

    Camphre pulvérisé........ 0.10 centigr.
    Soufre sublimé........... 0.10 centigr.

2º Teinture d'iode ou iodacétone sur le furoncle pour le faire avorter.

3° S'il est ouvert, mettre à l'intérieur la pâte suivante :

Soufre sublimé........... 10 gr.

Camphre pulvérisé....... 10 gr.

Glycérine............... q. s.

4° Nettoyer autour du furoncle avec de l'alcool camphré.

5° Lorsque l'évolution est terminée, adoucir l'irritation de la peau avec de la vaseline à l'oxyde de zinc.

Inflammations et blessures des extrémités des doigts

(Panaris, Tournioles, Mal blanc, etc.)

M. Lucas-Championnière conseillait d'abord le lavage à l'eau phéniquée forte ou à l'eau oxygénée, de là partie malade. Ce qui me réussit dans ce cas est l'immersion dans l'eau bouillante. Ce moyen est malheureusement très douloureux. Après cela, appliquer sur le mal de l'onguent napolitain en couche épaisse.

Ou bien encore des compresses d'alcool à 90°, ou de la teinture d'iode, qu'on passera 6 fois par jour. Recouvrir d'ouate.

Les cataplasmes dont Lucas-Championnière rejette l'emploi m'ont paru utiles car ils soulagent. Je procède comme pour les furoncles. Je recouvre de sparadrap de Vigo (à l'onguent napolitain) toute la phalange, en ménageant au niveau du mal un orifice où la peau est à découvert et sur laquelle j'applique les cataplasmes (mie de pain, fécule, farine de lin). Je n'ai jamais eu de complication à la condition *d'inciser* pour évacuer le pus dès que celui-ci est formé.

N'attendez jamais que le panaris crève, et que l'issue du pus soit spontanée. Vous risqueriez de perdre votre phalange et peut-être votre doigt. Quelquefois même un phlegmon du bras vous rappellerait la gravité de la chose. Une fois que le médecin sera intervenu, il fera le nécessaire.

Lucas-Championnière recommande encore l'usage de l'onguent napolitain largà manu dans la plaie, pendant qu'elle suppure. Votre médecin aura sans doute une méthode à lui, laissez-le faire si vous voulez conserver votre doigt.

Contre les Piqûres de Moustiques

Après la piqûre, serrer fortement entre 2 doigts pour exprimer le venin et, si possible, sucer la petite plaie. Faire des lotions vinaigrées, ammoniacales, térébenthinées ou des onctions avec :

Acide phénique	1 gr.
Acide tartrique	1 gr.
Menthol	0 25 centig.
Glycérolé d'amidon	50 gr.

ou encore lotions avec :

Formol à 40 %	5 gr.
Alcool à 90	10 gr.
Eau	10 gr.

Contre les piqûres de rouget faire des lotions avec la formule de Labesse :

Benzine	60 gr.
Huile de vaseline	30 gr.
Naphtaline	2 gr.
Essence d'andropogan citratus	2 gr.

(Labesse).

Contre l'Intertrigo

(Rougeurs des plis de la peau chez les personnes grasses ou qui suent beaucoup).

Amidon	120 gr.
Craie	60 gr.
Alun	8 gr.
Acide borique	8 gr.
Acide phénique	1 gr.

pour saupoudrer.

Traitement de la gale

Les Allemands n'ont pas seulement employé contre nous les obus et les gaz asphyxiants, les bombes et les liquides inflammables, ils ont encore employé la vermine.

Poux de la tête, des vêtements, du pubis, acarus de la gale, tous les parasites les plus répugnants vivent chez eux sur un terrain d'élection à ce que m'ont conté des confrères, retour des tranchées.

Nos soldats ont montré qu'ils ne redoutaient pas les balles, les obus et les gaz, mais, je le reconnais, ils redoutent ces infections parasitaires, d'autant qu'ils ne peuvent se nettoyer comme ils le voudraient.

La gale a été fréquente, l'est-elle encore ? Quoi qu'il en soit voici le traitement de l'hôpital St-Louis qu'on doit pouvoir pratiquer.

D'abord on décape et on ramollit la peau par une friction au savon noir de dix minutes et un bain chaud. (Si le bain est introuvable, savonner un peu plus longtemps à l'eau chaude).

Ensuite, on frotte vingt minutes sur tout le corps avec la pommade d'Helmerich modifiée que tous les pharmaciens ont dans leur officine.

Soufre sublimé	10 gr.
Carbonate de potasse	4 gr.
Axonge	31 gr.
Cire blanche	4 gr.
Eau distillée	4 gr.

Le malade doit garder cette pommade sur lui de 24 à 48 h. Il change de vêtements. Les anciens sont désinfectés (Voir page 9.)

Le surlendemain, un bain d'amidon, quand on le peut, termine la cure — sinon un nettoyage à l'eau chaude. Lorsqu'on ne supporte pas la pommade d'Helmerich, ou qu'on ne peut se la procurer, on emploie ceci:

Baume du Pérou.................	15 gr.
Soufre.........................	30 gr.
Axonge.........................	150 gr.

ou

Naphtol B dissous dans l'alcool...	10 gr.
Axonge	90 gr.

en frictions renouvelées.

Un bain, ici encore, termine le traitement.

Contre l'irritation de la peau saupoudrer avec

Ss-nitrate de bismuth	10 gr.
Glycerolé d'amidon.............	150 gr.

Un traitement plus simple recommandé par Brocq, je crois, consiste à enduire complètement le malade de pétrole ordinaire et à lui donner un costume qu'il garde 3 jours durant, sans le quitter même la nuit.

S'éloigner du feu bien entendu, pendant ce temps.

Ensuite, un bain savonneux suffit à enlever le pétrole et tout est dit si le nouveau vêtement est désinfecté.

Traitement des verrues

On peut-être « poilu » et tenir à avoir de belles mains.

Or, les verrues sont fréquentes chez les militaires. Voici comment ils peuvent s'en débarraser.

Tous les jours, ils prendront 0,60 centigr. de magnésie et toucheront les verrues avec une goutte d'acide acétique.

Si le pharmacien est proche voici une formule qui est recommandée :

Chloral hydraté....................	1 gr.
Acide acétique....................	1 gr.
Acide salicylique....................	4 gr.
Ether....................	4 gr.
Collodion....................	15 gr.

Une goutte sur la verrue. Au bout d'un mois, les verrues sont guéries.

On peut aussi appliquer une couche de collodion salicylique

Acide salicylique....................	1 gr.
Collodion élast....................	5 gr.

Renouveler jusqu'à guérison.

Kaposi employait la pâte suivante :

Acide acétique....................	10 gr.
Fleur de soufre....................	20 gr.
Glycérine....................	50 gr.

Les verrues disparaissent aussi avec le savon noir, ou des attouchements au fer rouge.

Un préjugé répandu dans les campagnes est la guérison des verrues par une friction vigoureuse avec trois herbes différentes. Il existe encore nombre de procédés aussi peu recommandables que les gens utilisent volontiers et qui réussissent parfois, j'ai eu la surprise de le constater.

Les Engelures

Elles apparaissent aux premiers froids, débutent par des démangeaisons, une sensation de chaleur et quelquefois de l'engourdissement. Ordinairement localisées aux pieds et aux mains elles siègent parfois sur le nez, les oreilles, les joues.

Il faut protéger les mains et les pieds avec des bas de laine et des gants et éviter leur échauffement. Tous les soirs une friction à l'alcool camphré est utile.

Le professeur Robin conseille à certains individus de tempérament lymphatique le sirop iodo-tannique à la fin de la belle saison pour éviter les engelures. Le traitement recommandé par M. Jacquet sous le nom de méthode bio-kinétique et consistant en mouvements des doigts suivant un certain rythme avec enveloppement consécutif, a été tourné en ridicule. Il méritait mieux s'il eut été bien compris, mais il a tort d'être fastidieux Le voici :

Traitement de Jacquet : (1)

Chaque heure, le patient tient les bras en élévation complète plusieurs minutes en même temps qu'il imprime aux doigts des mouvements alternatifs et rapides de flexion et d'extension.

Ensuite massage des doigts.

Soigner l'état général.

M. Brocq recommande les pilules suivantes à ceux qui peuvent aller chez le pharmacien (2 à 4 par jour avant le repas) :

Sulfate de quinine........	0,05 centigr.
Ergotine............................	0,05 centigr.
Poudre de feuilles de digitale........	0,005 milligr.
Extrait de belladone...............	1 milligr.

pour activer la circulation périphérique.

Le soir bain de mains avec :

Tannin............................	0,10 centigr.
Glycérine..........................	50 gr.
Eau de roses......................	50gr.

(1) Le Dr Courgoux *(Presse Méd.)*, le Dr Debat *(Bull. de l'Acad.)* ont signalé les excellents résultats obtenus par cette pratique.

Le matin poudrer avec :

Amidon.. 90 gr.
Salicylate de bismuth..................... 10 gr.

Voici ce que conseille M. Robin :

Prendre des bains de pieds et de mains dans une décoction de feuilles de noyer (15 grammes par litre d'eau) additionnée de quelques gouttes d'acide citrique ou de jus de citron. Ensuite, frictionner à l'alcool camphré et poudrer avec :

Acide salicylique........................... 1 gr.
Amidon... 9 gr.

Les bains d'eau oxygénée à 12 volumes additionnée d'une égale quantité d'eau bouillie ont été recommandés. Après le bain, on frictionne les engelures avec :

Tannin.......................... 0,20 centigr.
Eau de roses.................. 100 gr.
Glycérine....................... 100 gr.

Si les engelures sont ulcérées, appliquer dessus une pâte à l'oxyde de zinc :

Oxyde de zinc............................... 10 gr.
Amidon... 10 gr.
Vaseline.. 20 gr.

Ou bien du liniment oléo-calcaire phéniqué à $\dfrac{1}{200}$

LE TABAC

Loin de moi l'idée de supprimer « aux poilus » leur bonne pipe. Si je les mets en garde contre l'intoxication tabagique c'est plutôt pour être complet. Je dois dire aussi que le tabac semble n'avoir aucune influence fâcheuse sur certains organismes, alors que d'autres sont particulièrement sensibles.

Le fait de fumer au grand air est une cause de moindre nocivité car la fumée est surtout dangereuse lorsqu'on fume dans une pièce fermée.

Le tabac agit sur la gorge, l'arrière-gorge, le larynx, la muqueuse du nez et les bronches, en un mot, sur l'appareil respiratoire qu'il irrite violemment.

Toutefois cette irritation est plus marquée chez les dyspeptiques, chez ceux qui ont de la pharyngite à l'état chronique. Le tabac provoque de la dysphagie, de l'enrouement, de la toux. Plus grave est son action sur le cœur. Il détermine là des accès de fausse angine de poitrine.

Chez certains, les vieux fumeurs, il provoquera la perte de la mémoire, des malaises, de la défaillance, des vertiges, un état presque syncopal, se présentant pendant le repos de la nuit. Il y a ralentissement du pouls, intermittences.

Le tabac agit sur l'appareil digestif, il entrave parfois la digestion, mais l'active plus souvent, et provoque des contractions intestinales qui vont chez quelques sujets jusqu'à la diarrhée. Le remède à ces malaises divers est la suppression du tabac et l'emploi du bromure de potassium ou de la valériane.

Un procédé simple qui aide au fumeur à se guérir est le gargarisme répété avec une solution faible de nitrate d'argent qui laisse, quand on fume, ensuite un atroce gout dans la bouche.

Un vieux fumeur de mes clients m'assure s'être débarrassé de son besoin de fumer en mélangeant à son tabac de l'ipéca concassé. Je n'en ai pas fait l'expérience.

Dr R.-V,

Les Gelures et la Gangrène de congélation
(Dr Léon Imbert, *Presse Médicale*, 1915)

Pour Larrey, la gangrène ne résulte jamais de refroidissement même excessif, mais du réchauffement brusque : la chaleur est la vraie cause déterminante de la gangrène. En conséquence, il recommande ces principes thérapeutiques, bien connus et dont l'application actuelle rendra sans doute des services : « Les frictions de neige et de glace fondue sont les meilleurs moyens à administrer. Dans les premiers moments, à défaut de neige et de glace fondue on emploiera le gros vin rouge froid, le vinaigre, l'eau-de-vie camphrée et refroidie en les plongeant dans l'eau d'un puits. Mais il faut éviter l'application brusque et subite de calorique ou de tout foyer de chaleur ; on ne doit employer ce moyen que graduellement, sans cela, il provoque la gangrène et il la fait développer rapidement ».

Traitement du professeur Delorme. — Pour les gelés au premier degré, le pansement ouaté est mal supporté. Ce sont les onctions, les lotions humides calmantes qui semblent le mieux réussir. Pour les congélations au deuxième degré, le traitement est celui des brûlures. Dans les gangrènes confirmées, le principe généralement accepté est d'attendre la séparation spontanée des parties mortifiées.

Gerçures

Frictionner le soir avec :

Teinture benjoin	0,50
Alcool à 90°	7,50
Eau de roses	7,50
Glycérine	30

CHAPITRE IV

—

Asphyxie par les gaz

Le Dr Haldane qui a fourni au War-Office des renseignements sur les gaz et les obus asphyxiants allemands a signalé deux genres de phénomènes morbides : l'asphyxie grave et l'empoisonnement du sang. Les soldats éprouvent dans l'asphyxie les souffrances d'un étranglement, d'autres ont la sensation d'une terrible brûlure dans la bouche, dans quelques cas, la langue a failli se gangrener.

Comme phénomènes d'empoisonnement, certains hommes avaient des pustules rouges sur les pieds et les pieds enflés. L'examen clinique rapellait celui d'un diabétique à la dernière période.

Que faire contre les gaz ? Mettre un masque d'un modèle reconnu bon. Appliquer sur les voies respiratoires supérieures, nez et bouche, un tampon d'ouate imbibé d'une solution de bicarbonate ou d'hyposulfite de soude.

Protéger les yeux, si possible, de la même manière pendant qu'on se met à l'abri de l'envahissement des gaz.

Si quelqu'un a éprouvé des symptômes d'asphyxie et que ses camarades soient auprès de lui bientôt après, ils devront essayer la respiration artificielle et les tractions rythmées de la langue. Une piqûre d'éther ou de caféine peut aider le cœur à se remettre. J'ai ouï dire qu'un beau succès avait été obtenu avec des injections sous cutanées d'oxygène, mais comment se procurer de l'oxygène sur le front ? Peut-être en tubes comprimés ? En tout cas le médecin seul peut employer ce traitement que je signale à titre de curiosité. Les Allemands qui manipulent les gaz asphyxiants portent des masques de scaphandrier et respirent l'oxygène qui leur arrive d'un réservoir spécial.

Les Brûlures

Il arrive, avec les moyens ignobles mis en œuvre par les Boches contre nos soldats que ceux-ci sont grièvement brûlés. Ils peuvent l'être aussi en manipulant des matières inflammables. Je crois bon d'exposer ici ce que l'on doit faire si le major est trop éloigné. Rien n'est aussi simple.

Jadis on appliquait sur les parties brûlées du liniment oleo-calcaire. On peut l'utiliser encore en l'additionnant d'iodoforme ou de phénol. Imbiber une compresse et l'appliquer sur le mal. Après les communications du D' Thierry on n'a voulu conseiller que la solution d'acide picrique. Il y a eu des accidents, cet acide n'étant pas inoffensif. On peut cependant y recourir si l'on a une solution saturée toute prête. On verse la solution sur des compresses propres, qu'on pose sur la brûlure, on recouvre d'ouate hydrophile, puis d'ouate ordinaire. Il ne faut jamais interposer de taffetas gommé. Je préviens que cela tache en jaune la peau et les linges. Desfosses conseille le nettoyage à la teinture d'iode. Ce moyen est très douloureux, même employé avec précaution.

Personnellement, je me suis toujours bien trouvé d'appliquer sur la brûlure si elle n'est pas trop étendue des compresses d'éther qu'on enlève dès que disparaît la sensation du froid, que je fais suivre de l'application de pommade de Reclus. (Voir page 136). L'éther nettoie la plaie et calme la douleur. Se souvenir que l'éther est très inflammable.

Lucas-Championnière, lui, employait sa pommade dont voici la formule :

Essence de thym................... 15 gouttes
    — de géranium................ 15 gouttes
    — de verveine .... 15 gouttes
    — d'origan .... 15 gouttes
Naphtolate de soude .... 0,30 centigr.
Vaseline................, ... 100 gr.

ou bien :

Baume du Péron............... 1 gr.
Acide borique pulvér............. 10 gr.
Vaseline .... 100 gr.

On applique cette pommade sur un linge bouilli ou sur la plaie et on recouvre d'une compresse et d'ouate hydrophile. Ne pas couper les phlyctènes, mais les vider.

Brûlures de l'œil

Faire un grand, très grand lavage à l'eau bouillie pour enlever tous les corps étrangers de l'œil, à l'eau froide si l'on n'a pas d'eau bouillie, mais le faire largement.

Ensuite, mettre dans l'œil quelques gouttes de solution de cocaïne à 4 % et instiller une goutte d'huile stérilisée.

Pansement sec (Dr Goulard).

Brûlures par le phosphore

Les Boches, on le sait, utilisent comme liquide incendiaire une solution de phosphore blanc dans le sulfure de carbone et de l'essence de pétrole. Il faut se méfier des brûlures causées par le phosphore, car elles réclament un traitement spécial. Je le signale ici afin que le blessé n'oublie pas de renseigner le médecin major sur ce point. Un de mes confrères a signalé un cas de mort dû au phosphore qui avait pénétré et était resté dans les chairs. Dans ce cas, l'essence de térébenthine, qui est le meilleur antidote du phosphore doit être employée intus et extra, mais c'est le médecin seul qui la prescrira. Je n'ai mis cette note que pour avertir les blessés.

Hémorragies

Arrêter à temps une hémorragie, c'est parfois sauver la vie d'un blessé, il importe donc, en l'absence de tout médecin ou infirmier, que les hommes sachent ce qu'ils peuvent faire euxmêmes pour eux et leurs camarades.

Le plus simple, lorsqu'il y a hémorragie dans une plaie c'est, après avoir passé de la teinture d'iode de faire une compression très énergique du ou des vaisseaux sanguins, par exemple avec le pansement individuel ou de l'ouate. Si celle-ci n'est pas aseptique, on versera sur la partie à mettre en contact avec la plaie, quelques gouttes de teinture d'iode au $1/20^e$ ou mieux encore de la solution d'hypochlorite de Carrel.

Le Dr Reynès emploie avec succès l'amadou stérilisé.

Il faut comprimer, appuyer le plus possible et assez long-temps. Si l'hemorragie est légère, elle s'arrêtera, si elle est grave, cette compression permettra de recourir à un autre moyen ou d'attendre l'arrivée du chirurgien ou d'un infirmier porteur de pinces hémostatiques.

Lorsqu'il s'agit d'une très forte hémorragie on peut l'arrêter provisoirement avec un garrot — Je dis : provisoirement, car l'application du garrot ne peut être que temporaire, l'énergie de son action aboutissant fatalement à la gangrène, si on le laisse en place trop longtemps et assez serré pour empêcher toute circulation.

Pour établir un garrot, on place et on noue un lien circulaire, cravate ou corde, autour de la racine d'un membre, puis, entre lui et la peau on glisse un batonnet solide, un fourreau de baïonnette ou un revolver, que l'on fait tourner sur lui-même pour tordre le lien et le serrer autant que possible (Chavasse) ; les extrémités du lacs dépassant le nœud servent à fixer le bâtonnet.

Il est bon d'appliquer, pour que cette compression soit moins douloureuse, un mouchoir plié en plusieurs doubles et renfermant un caillou, ou une plaque de ceinturon à concavité tournée en haut sous le nœud du garrot.

Cravate de Mayor. — Moins dangereux que le garrot, cet appareil donne aussi d'excellents résultats. Il est constitué par une cravate à laquelle on a fait un ou deux nœuds qu'on applique sur le trajet de l'artère, les extrémités du lien vont faire le tour du membre.

On peut aussi se servir d'un simple caillou, d'un mouchoir fortement tassé sur lequel on fixe circulairement une cravate qu'on serre plus ou moins suivant la violence de l'hémorragie.

Les fractures

Il est bien évident qu'il appartient au chirurgien seul de réduire une fracture et de la soigner. Mais je vois dans les journaux tels cas où l'initiative de l'individu lui a sauvé la vie, et je me demande s'il n'y a pas quelque avantage, à lui apprendre de petits détails de technique qu'il utilisera, le cas échéant pour lui-même ou ses camarades. Dans le cas de fracture d'ailleurs, les camarades peuvent rendre des services ; n'est-il pas bon qu'en attendant l'arrivée du chirurgien, voire du brancardier, on ait pu faire quelque chose de bien, ou plutôt ne pas faire quelque chose de mal ?

Deux cas seulement sont à examiner : ou bien il y a plaie, c'est-à-dire fracture ouverte, ou bien la fracture est fermée.

Dans le 1er cas, la teinture d'iode ou la solution d'hypochlorite suivie de l'application du pansement individuel, et l'injection de sérum antitétanique sont, comme pour les plaies sérieuses, le traitement qui s'impose.

Cela fait, jusqu'à l'ambulance, les fractures ouvertes et fermées seront traitées de la même manière.

Il n'y a d'ailleurs qu'une seule chose à faire : diminuer la douleur qu'éprouve le blessé, et, pour cela, immobiliser le membre fracturé.

On y arrivera avec des moyens de fortune, en encadrant la jambe par exemple, avec deux crosses de fusils que l'on serre avec des cravates ou des mouchoirs ; ou bien encore — je l'ai vu pour un bras — en serrant le bras entre 2 souliers appliqués par leurs semelles et réunis avec une cravate ou une bande quelconque ou encore deux fourreaux de baïonnette. L'ingéniosité de chacun se donnera libre cours.

Ce qu'il ne faut pas faire, c'est vouloir remettre le membre en place, tirer dessus, appuyer etc. *Moins on « tripotera » le blessé, mieux cela vaudra.*

L'immobiliser le mieux possible pour l'emporter ou le faire se traîner à l'ambulance sans trop souffrir, c'est tout ce qu'on doit faire.

Les plaies

Ce qu'il ne faut pas faire. — Ne pas y porter les mains ; ne pas chercher à les nettoyer, à retirer de petits débris parce qu'on les voit et qu'on peut les atteindre. Si vous pouvez les atteindre, combien plus aisément le pourra le chirurgien mieux outillé et plus adroit ?

Ne pas mettre le pansement individuel ou tout autre sans avoir désinfecté au préalable, et pour désinfecter se servir de teinture d'iode ou mieux de solution d'hypochlorite. Liquide de Dakin-Carrel.

Je vois souvent que des militaires refusent d'être évacués, ils peuvent avoir raison quelquefois, ils montrent ainsi leur courage, mais je n'oserais pas conseiller cela à tous. Il est plus prudent d'aller se faire panser proprement, et de revenir ensuite reprendre sa place, assuré contre le tétanos, la gangrène ou la septicémie.

Je ne reviens pas sur l'injection antitétanique, le chirurgien la fera. Si, cependant, on avait affaire à une plaie anfractueuse, profonde, avec force débris de terre, de laine, etc. et que le médecin fut trop éloigné, il ne faudrait pas hésiter en attendant à injecter du sérum antitétanique, un flacon de 10 cc. par exemple si on l'avait sous la main.

On peut faire de préférence la piqûre de sérum sous la peau du ventre ou du flanc. Rien de plus facile, la peau étant très extensible à ce niveau, que de la soulever entre le pouce et les autres doigts de la main gauche et d'enfoncer de la main droite, l'aiguille dans le tissu cellulaire. Comme, à plusieurs reprises, j'ai parlé d'injections que les malades, les blessés et même les bien portants pourraient avoir à pratiquer sur eux-mêmes ou leurs camarades, je résume ici les quelques indications utiles.

Pour faire une injection, il faut une seringue et une aiguille. Les systèmes perfectionnés qui permettent de s'en passer sont entre les mains des médecins seulement.

La seringue, pour être facilement stérilisable, sera en verre et l'aiguille, si possible, en platine.

Il est bon de faire bouillir la seringue et de l'enfermer avec son aiguille bouillie dans une boîte en métal hermétiquement fermée ayant été elle aussi bouillie au préalable. On ouvrira cette boîte au moment de se servir de la seringue.

Un peu d'ouate hydrophile stérilisée préservera la seringue d'un choc qui la fêlerait ou la casserait.

Quel que soit le liquide à injecter : éther, ergotine, caféine, sérum, etc. on aspire ce liquide tout d'abord, avec ou sans l'aiguille. Si l'on n'est pas assuré de la propreté de l'aiguille et qu'on ne puisse la faire bouillir, il suffit de la flamber, au besoin même à la flamme d'une allumette et mieux à l'alcool.

La seringue remplie, on la renverse et on pousse le piston pour chasser l'air.

Ensuite, léger badigeonnage de teinture d'iode sur la peau, à l'endroit choisi pour la piqûre.

Enfin, on pince la peau de la main gauche et, de la main droite, brusquement, on enfonce l'aiguille dans le pli ainsi formé, *sans crainte* parallèlement à la peau. Il suffit de pousser le piston, lentement ou vite pour faire passer le liquide dans le tissu hypodermique.

Retirer ensuite rapidement la seringue.

Cette manœuvre très simple rendra de grands services dans nombre de cas où l'absence du médecin pourrait être fatale aux malades ou aux blessés.

Les Contusions. — Coups

Le Dr Franzoni emploie avec succès, comme je l'ai constaté, les applications de compresses d'éther sulfurique. Voici comment on procède.

On imbibe d'éther des compresses de toile ou des feuilles d'ouate assez épaisses, et on les pose sur la partie contuse. On renouvelle le liquide avant qu'elles ne soient sèches. Il faut continuer souvent quelques heures. Eviter le feu, la cigarette, car l'éther est très inflammable.

Eviter aussi, que le blessé respire les vapeurs d'éther.

On peut encore utiliser les applications de teinture d'arnica, d'eau blanche, d'eau de Goulard, dont voici la formule :

<pre>
Sous-acétate de plomb liquide.....   20 gr,
Alcoolat vulnéraire..............   80 gr.
Eau commune....................   900 gr.
</pre>

ou encore de cette solution :

Chlorhydrate d'ammoniaque......	2 gr.
Eau...............................	45 gr.
Alcool à 60°......................	8 gr.
Sous acétate de plomb liquide....	1 gr.

ou d'alcool camphré.

Il est facile de se procurer ces diverses préparations.

Tâcher d'empêcher l'épanchement de sang, mais ne pas mettre de ventouses ou de sangsues, sans le prétexte de tirer le sang, on risque d'infecter.

Lorsqu'il y a plaie, application de teinture d'iode, de pommade de Reclus. (Voir plaies)

Peut-on se préserver des balles ?

Il est entendu qu'on ne peut rien pour se protéger contre les obus, mais en revanche on a constaté bien des fois qu'un homme évitait la mort par une balle lorsque celle-ci s'amortissait sur un bouton, un portefeuille, une plaque de ceinturon, etc. Le plus souvent c'est une balle par ricochet qui eut pu être inoffensive si elle avait rencontré un obstacle. Conan Doyle qui a bien étudié cette question se demande s'il ne serait pas possible de construire des pare-balles pratiques. Non pas des pare-balles couvrant tout le corps; mais seulement les parties essentielles où une balle est mortelle. Et il conseille de faire porter aux soldats une plaque métallique sur le cœur, à la tête dans le képi (1) et aussi sur le ventre.

Un de nos confrères, le Dr Caradec a préconisé un appareil plus complet encore, inventé par un de ses amis, je crois. J'ai vu nombre d'appareils dits pare-balles inventés par d'ingénieux industriels, je ne sais pas s'ils préservaient sûrement celui qui les portait. Il y a eu sans doute des abus, car si je ne me

(1) Le casque qui a remplacé le képi est un excellent protecteur.

trompe, la justice est intervenue pour mettre fin à certains de ces commerces.

N'y a-t-il donc rien à faire ? J'ai interrogé quelques officiers, quelques ingénieurs et n'ai pu trouver de solution satisfaisante dans les appareils qu'ils proposaient : trop lourds ou trop peu résistants.

J'avais commencé quelques expériences avec le coton hydrophile fortement comprimé. Il m'avait paru qu'on pouvait trouver là un protecteur de pénétration très difficile et léger. Malheureusement, je n'ai pu les terminer. Il serait bon que l'idée soit reprise et qu'en combinant l'ouate comprimée et l'acier on put arriver à faire une cuirasse qui mettrait son porteur à l'abri des balles. Je crois qu'avec quelques tâtonnements on arriverait à trouver l'épaisseur convenable, mais, je le répète, on ne peut utiliser que de l'ouate énormément comprimée qui serait sur la peau, tandis que la partie métallique serait à l'extérieur. Je recevrai volontiers sur ce point les observations qui auront été faites.

Commotion cérébrale

Mettre le blessé au repos physique et cérébral,

S'il y a perte de connaissance et que le médecin ne soit pas là, employer des excitants, des stimulants : éther, caféine.

Donner aussitôt que possible un lavement purgatif ; attendre le médecin pour purger le malade et faire le traitement utile.

Contre le Tétanos

Il n'appartient pas aux blessés, ni à leurs camarades d'employer le traitement contre le tétanos. C'est l'affaire du chirurgien. Cependant, j'ai vu des militaires se munir à l'Institut

Pasteur de sérum antitétanique et d'une seringue avant d'aller sur le front. Il est évident que le blessé qui a la force et la présence d'esprit de l'employer à temps se met à l'abri de cette terrible complication des blessures.

En tout cas, voici ce qu'on peut faire si le major est loin.

1º Nettoyage de la plaie à la teinture d'iode, à l'eau oxygénée, à l'hypochlorite ou même à l'eau bouillie.

2º Injection de 10 cc. de sérum si la plaie est légère, de 30 cc. si elle est profonde. La pratiquer à la cuisse, au flanc, au bras le plus tôt possible. Si le blessé n'est pas porté à l'ambulance et ne peut être vu du médecin, recommencer l'injection le lendemain et le surlendemain.

Le sérum sec de Calmette n'a pas d'action préventive sérieuse.

Quand le tétanos est confirmé, l'intervention du médecin peut encore permettre de sauver le blessé. Mais de grâce, n'attendez pas. Mieux vaut une injection préventive inutile que de laisser apparaître la maladie. Rappelez-vous bien : 1º Désinfecter (iode, hypochlorite, éther) ; 2º Injecter du sérum. Surtout, laissez faire le médecin, il y va de votre vie.

CHAPITRE V

Le Séjour à l'Hôpital et la Convalescence

Je ne peux qu'approuver l'excellence des instructions ministérielles au sujet de la liberté de conscience des blessés et des malades. Pour certains d'entre eux, la chose a une très haute importance et influe non seulement sur le moral, mais par contre coup sur l'état physique.

Je reproduis le texte ministériel in extenso, pour que nul n'en ignore.

AUX BLESSÉS

Tandis que la Nation en armes, dans une révolte enthousiaste, se jetait contre l'ennemi, une émouvante mobilisation de dévouements mettait au service des hôpitaux d'innombrables volontaires. C'est le pays tout entier qui, par son service de santé, par tant de femmes au cœur généreux, est à vos chevets, attentif à panser vos blessures.

Demain la guérison survenue, si quelque infirmité glorieuse amoindrit vos forces de travail, la Nation paiera sa dette à votre égard.

Donc, en toute tranquillité d'esprit, placés ici sous la protection de la science et de la solidarité, prenez le plein repos dû aux vaillants frappés sur le champ de bataille.

Vos corps meurtris par les balles ou la maladie sont prisonniers du mal, mais votre pensée demeure libre ; votre dignité de soldats, grandie par la légitime fierté du devoir accompli, exige que nulle atteinte ne soit portée aux droits de votre conscience, à vos convictions.

La République y veille.

Votre droit est absolu de pratiquer la religion à laquelle vous êtes attaché.

Votre droit est absolu de rester hors de toute religion.

La patrie reconnaissante entend qu'en vous le blessé soit entouré de soins éclairés et fraternels. Elle entend qu'en vous, le citoyen soit respecté.

Autour de ceux qui souffrent doit régner le calme moral.

A ceux qui ont combattu pour la liberté du monde, la liberté est due.

Telle est la volonté impérieuse des patriotes qui, groupés dans l'union sacrée, se sont imposé le devoir de ne regarder que du côté de la frontière.

Cette volonté est aussi celle du gouvernement ; elle doit être obéie de tous.

Il est prudent d'éviter aux blessés la fatigue des visites multipliées ou prolongées, des causeries trop longues ou de celles qui nécessitent une tension d'esprit permanente. Il faut leur éviter toutes les préoccupations quelles qu'elles soient, qu'il s'agisse de leur famille, de la guerre, de leur avenir, de leur travail. Les femmes excellent en l'art de distraire les blessés ou les malades, tout en évitant les sujets de conversation qui pourraient leur être pénibles — Aussi, sont-elles toujours les bienvenues. Mais leur présence peut avoir aussi quelques inconvénients, je l'ai constaté dans plusieurs hôpitaux auxiliaires. Les marques de dévouement, de pitié douce qu'elles accordent subissent, dans l'esprit de certains malades ou blessés une déformation. Ils ont parfois trop de tendance, en voyant ces jeunes et jolies femmes, si maternelles, à déformer le sentiment qui les pousse ou même à créer en eux de toutes pièces des sentiments qui n'ont jamais existé dans le cœur de l'infirmière bénévole. De là, des désillusions, des déceptions, des colères, des chagrins, de l'abattement ou de l'excitation, bref, un état moral défectueux qui a tôt fait d'influencer l'état physique.

On ne saurait trop recommander aux garde-malades, dès qu'elles s'aperçoivent que le blessé se trompe, d'intervenir avec leur tact exquis, lorsque ces sentiments sont encore à leur début. Tout s'arrangera bien vite et leur bonne grâce aura bientôt dissipé les petits nuages déjà formés.

La convalescence des blessés et des malades s'effectuera d'autant mieux qu'elle se passera dans des conditions plus favorables.

Certains se trouveront bien du retour dans la famille, alors que d'autres préféreront l'isolement ou le séjour chez des étrangers.

Certaines villes d'eaux où les distractions abondent seront utiles à quelques-uns et néfastes à d'autres. Les climats ont aussi une grande influence sur le retour à la santé. — Pourquoi, lorsque c'est possible, ne pas envoyer tel blessé de la territoriale arthritique ou goutteux à Evian(1), à Vittel, à Contrexeville, tel autre, hépatique à Vichy, tel autre, entéritique à Plombières, tel autre, rhumatisant à Dax, celui-ci, syphilitique à Barèges, celui-là, dyspeptique à Vals, etc, etc.

On peut ainsi, non seulement abréger la convalescence et l'indisponibilité de l'homme, mais encore lui faire beaucoup de bien, et rendre son état général bien meilleur qu'il n'était avant la guerre. — On ne tient peut-être pas assez compte de ces petits détails; il est vrai que les médecins ont déjà beaucoup à faire et que leur imposer un supplément de besogne est à peu près impossible.

(4) Vichy, Evian, Nice, grâce aux ressources dont elles disposent, ont créé des installations merveilleuses pour les blessés et les convalescents.

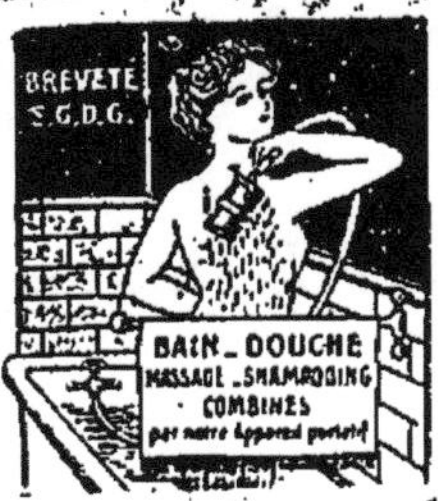

BREVETÉ
S.G.D.G.
BAIN-DOUCHE
MASSAGE-SHAMPOOING
COMBINÉS
par notre appareil portatif

Les médecins civils pourraient, dans ces cas, rendre quelques services si l'on recourait à eux, ou si l'on trouvait un moyen de les utiliser pendant le temps dont ils disposent et non toute la journée.

Il est des médecins qui pourraient donner 2 heures par jour de leur temps aux malades ou blessés de la guerre, et ne croyez pas que ce soit une chose sans importance.

Accordez-leur quelques-uns des avantages des médecins mobilisés et prescrivez, par exemple, que 2 heures par jour ils recevront à leur cabinet ou bien iront voir à l'hôpital certains blessés ou malades que leur enverront les médecins militaires trop occupés pour ne pas recourir à leurs confrères spécialisés — vous verrez les bons effets d'une telle mesure.

Pendant leur convalescence, les blessés éviteront soigneusement tous les excès : ceux d'alimentation, ceux de boisson, les veillées, les jeux trop passionnants et...... le reste.

Ils devront vivre dans un état d'équilibre parfait et dans une paix physique et morale profonde; ainsi arrivera plus vite pour eux le jour de la guérison.

Si leur convalescence est un peu difficile et qu'un climat plus favorable doive l'activer, il est du devoir du médecin de les faire changer d'air — Enfin, les préparations pharmaceutiques toniques et reconstituantes, soit du système nerveux, soit du système sanguin seront utilisées dans la mesure où le permettra l'appareil digestif. De même le massage, l'électrothérapie, la balnéothérapie, la mécanothérapie seront mis à contribution lorsque le médecin le jugera nécessaire. Ainsi, les blessés guériront plus vite et aussi parfaitement que possible pour le plus grand bien du pays, d'eux-mêmes et de leurs familles. Abréger la convalescence, c'est augmenter les forces vives de la France.

Orthopédie et Massage

Parmi les convalescents, il est une catégorie, particuliére-
ment intéressante, celle des mutilés. La perte d'un membre
serait une chose lamentable si la science orthopédique n'avait
trouvé le moyen d'y remédier. Cette science a fait aujourd'hu
de tels progrés que l'on peut, avec des membres artificiels
suppléer en grande partie aux fonctions abolies. Une jambe
artificièlle bien construite permet à un amputé du membre
inférieur de. dissimuler son infirmité, un manchot peut, à
l'aide d'un bras orthopédique articulé procéder à la plupart des
actes qu'il accomplissait lorsqu'il avait encore ses deux bras.

L'essentiel est de bien choisir, d'avoir recours à une maison sérieuse et bien outillée.

D'autres convalescents, non amputés, mais ayant des contractures, des ankyloses, des atrophies, trouvent dans le
massage et l'électrothérapie des ressources inespérées. Tel
qui, jadis serait deméuré infirme retrouvo aujourd'hu
avec des massages soigneusement faits par un masseur com-
pétent — *rara avis* — le fonctionnement parfait de ses membres. J'ai eu, sous les yeux, des résultats déconcertants
obtenus par mon masseur en quelques semaines.

Enfin, l'hydrothérapie joue parfois un rôle qui n'est pas
à négliger. L'essentiel est de savoir s'en servir.

Quant aux incurables, l'Etat, les municipalités, ont pourvu
à leurs besoins futurs en créant des écoles de rééducation ou
des métiers appropriés qui permettent aux plus éprouvés de
gagner leur vie. L'Union sacrée n'est pas un vain mot lorsqu'il s'agit de nos glorieux blessés et l'on ne peut que se
réjouir de voir au premier plan des préoccupations de nos
gouvernants la sollicitude envers ceux à qui nous devons le
salut de la patrie. Nous ne ferons jamais assez pour eux.

Accidents nerveux chez les blessés

On a observé, chez les blessés des phénomènes nerveux extraordinaires. Dans l'armée allemande le Dr Wollenberg a signalé des psychonévroses nombreuses avec hallucinations, évanouissements, aphonie asystolie, etc.

En France, le Prof. Grasset a publié le résultat de ses observations. Pour lui, les psychonévroses les plus graves ne sont pas dues' aux blessures les plus graves, mais les plus commotionnantes.

Ce sera, par exemple, un vent d'obus transportant violemment le soldat à 3 ou 4 mètres ou plus, l'enterrant souvent plus ou moins complètement, ou l'obus éclatant à ses côtés, tuant les camarades qui sont avec lui dans la tranchée.

Les phénomènes apparaissent le plus souvent immédiatement après une perte de connaissance plus ou moins longue, le sujet se réveille paralysé, ayant la sensation d'avoir perdu quelqu'un de ses membres ou aveugle, sourd et muet, ou trémulant et angoissé.

D'autres fois, les phénomènes psychonévrotiques n'apparaissent que plus tardivement après la blessure, et même après la cicatrisation. Au point de vue du pronostic et du traitement, il y a des cas bénins, qui guérissent sans traitement, des cas moyens et des cas graves. Le traitement des cas moyens est classique et bien connu : hydrothérapie chaude (bains et douches), électrothérapie statique, massage (simple et vibratoire), mécanothérapie et rééducation, médicaments toniques et cure psychique. Il y a intérêt à renvoyer le plus tôt possible le malade avant sa guérison, avec un congé qui variera de un à trois mois. Pour les cas graves et tenaces, la question est beaucoup plus difficile. Il faut les renvoyer avec des congés de 2 ou 3 mois, renouvelables.

Pour les sujets qui ne peuvent pas être soignés chez eux, il faut, dans les établissements d'hydrothérapie et de neurothérapie, créer des formations sanitaires ou seraient envoyés et traités ces psychonévrosiques graves.

CHAPITRE VI

Conseils à des Hommes

Lorsqu'on put lire dans la presse française les sages recommandations de lord Kitchener à ses hommes, notamment au sujet de leurs rapports avec les femmes, il y eut un peu de surprise. Tout en reconnaissant le bien fondé de ces conseils, on se demandait s'ils étaient bien utiles, les hommes devant être, semblait-il, assez raisonnables pour savoir se conduire.

Je n'ai jamais pensé ainsi. Les prescriptions de lord Kitchener m'ont paru avoir une importance considérable, car les hommes sont fatalement exposés à bien des tentations et... la chair est faible.

Aussi ai-je approuvé pleinement son conseil de s'abstenir de toute relation intime avec les femmes qui se pourraient rencontrer dans la zone des armées.

Nos ennemis eux-mêmes se sont préoccupé de cette question. Il suffit de lire cette page rapportée par le Bulletin abolitionniste de Genève :

La syphilis dans l'armée allemande

Le journal nous apprend que la peur de la syphilis que pourraient contracter ses soldats a fait se créer, en Allemagne, une espèce de ligue afin d'interdire aux soldats les rapports sexuels.

Le professeur Blaschko réclame la fermeture de toutes les maisons de débauche à proximité des troupes, et lance un appel aux soldats pour qu'ils observent la continence. Il faut ajouter que dès les débuts de la guerre, la police de Berlin a procédé à la fermeture de tous ces établissements connus sous le nom d'*Animierkneipen*, où les femmes employées au service s'attablent avec les clients et les poussent à consommer le plus qu'elles peuvent en les y aidant. Quelques deux mille jeunes servantes ont ainsi été jetées tout à coup sur le pavé. Elles pétitionnèrent pour qu'on leur permit de reprendre leur service, mais sans résultat. Une partie d'entre elles auraient émigré, ce dont notamment les villes de petites garnisons auraient pâti. Le régime de la règlementation a été beaucoup renforcé, avec de tristes conséquences. Les jeunes filles et jeunes femmes arrêtées pour la première fois, nous apprend Mlle Pappritz dans l'*Abolitionist* sont maintenant immédiatement placées sous le contrôle de la police des mœurs : les avertissements préalables autrefois usités sont supprimés. Le résultat est déplorable, car en conséquence de la présence de tant de soldats blessés et convalescents, la prostitution juvénile s'est énormément accrue, fait que Mlle Pappritz explique psychologiquement comme suit : après les terribles devoirs et dangers de mort auxquels ont été soumis les hommes sur le front, où ils devront bientôt retourner, ils cherchent à jouir le plus possible de ce court répit en savourant à longs traits la coupe du plaisir. Naturellement les jeunes filles voient en eux les défenseurs de la patrie nimbés d'une auréole d'héroïsme. Ce fait crée une excitation, une exaltation moralement et physiquement dangereuse au plus haut degré. Or, à Berlin, ainsi que le constate Mlle Pappritz, tout abandonnement charnel est maintenant assimilé à la prostitution, et la jeune fille qui s'est ainsi laissée entraîner est inscrite, et par conséquent stigmatisée comme prostituée publique.

Le Service national des femmes, de Berlin, a convoqué une réunion d'hommes et de femmes d'expérience, dans laquelle il a été décidé de prendre encore plus à cœur les intérêts de la jeunesse en péril. Déjà la Société allemande pour la lutte contre les maladies vénériennes a fait abondamment circuler parmi les soldats une note les mettant en garde, mais elle ne vise que leur santé physique ; il fut par conséquent résolu de répandre un écrit supplémentaire ayant plus particulièrement trait à l'aspect moral de la question. Il commence ainsi :

SOLDATS ALLEMANDS !

« Les femmes de l'Allemagne, vos mères, vos femmes, vos sœurs, vous adressent cet urgent appel :

Gardez-vous de la prostitution !

Une erreur inconsciente peut avoir pour vous de plus sérieuses conséquences qu'une blessure de l'ennemi, etc., etc. » ; Suit toute une série de conseils lorsqu'ils se trouveront en présence de tentations sexuelles et se termine par : « gardez-vous de toute relation sexuelle », conseil qu'elles auraient bien dû leur donner dès le début de la guerre pour éviter les viols des femmes belges. Ceci prouve l'inefficacité des mesures signalées.

Le Service national des femmes a, en outre, adressé une pétition longuement motivée au général von Wandel, député et ministre de la guerre, pour qu'il interdise aux soldats de se livrer à des rapports sexuels extramaritaux durant la guerre, et répande sa brochure ainsi que celle de la Société allemande de prophylaxie parmi les troupes. Les pétitionnaires font remarquer que, dans l'opinion de médecins éminents, la liste des malades est effroyablement longue parmi les troupes qui ont nouvellement été appelées et qui s'exercent dans les grandes villes, ainsi que parmi les victimes de blessures légères et les convalescents, et dans les garnisons de forteresses.

Le professeur Neisser, de Breslau, un règlementariste cependant, considère que les maladies vénériennes sont beaucoup plus répandues aujourd'hui dans les armées allemandes qu'en 1870. Il suggère qu'une campagne éducative vigoureuse soit organisée et que les risques qu'ils courent par une simple connexion avec une prostituée soient pleinement expliqués aux soldats. Le professeur Neisser estime que toute prostituée dans une ville occupée par les allemands est malade ou le devient vite. Il considère comme impraticable toute tentative directe d'interdire aux soldats des rapports sexuels, car cette mesure conduirait à la dissimulation de l'infection et par conséquent à empêcher son traitement dès le début. Il espère davantage d'un appel au sens d'honneur et de patriotisme du soldat. Les hommes mariés devraient être avertis des conséquences pour leurs femmes et leurs enfants s'ils rentraient chez eux malades, et il faudrait combattre cette opinion fallacieuse que l'abstinence est contraire à la santé. Il propose que toute prostituée soit traitée au salvarsan sans égard si elle présente ou non des traces de syphilis. Il reconnaît — et c'est là l'aveu de l'impuissance totale de la règlementation à rendre la prostitution inoffensive — qu'en matière de gonorrhée, cette maladie si répandue parmi les prostituées et dont les conséquences peuvent être si graves, toute surveillance des femmes est inutile, même si les visites étaient pratiquées chaque jour.

Ce souci de la santé sexuelle des soldats qui est la première préoccupation de nos alliés comme de nos ennemis, j'avais cru qu'on l'avait moins chez nous. Comptait-on sur la sagesse des militaires? Assurément non. Sur la rareté des occasions favorables aux rencontres amoureuses? Pas davantage. Etait-ce donc désir de laisser la liberté la plus grande aux hommes, ou bien pruderie? Or, s'il n'y a pas eu de conseils publics, je suis heureux d'apprendre que nombre de médecins-majors et même certains officiers n'ont pas hésité à mettre en garde leurs hommes contre les maladies sexuelles. J'ai sous les yeux plusieurs textes émanant d'officiers et que je ne peux reproduire ici, étant donné leur caractère. Comme médecin, je crois pouvoir donner moi-même quelques conseils.

Je le ferai aussi brièvement que possible.

La continence n'engendre pas de maladies. Voilà d'abord ce qu'il faut bien savoir, car il est un préjugé qui veut qu'on ne puisse demeurer chaste et bien portant. C'est une erreur. Aucune observation médicale bien établie ne permet de justifier cette déclaration. La fonction génitale est une fonction de luxe, nullement comparable à la fonction digestive.

Le Dr L. Jacobsohn de Pétrograd a recueilli sur cette question les avis d'un grand nombre d'illustrations médicales, disait en 1907 la *Gazette de Paris*, et voici ses conclusions :

« L'abstinence n'est pas nuisible. Au contraire, elle est utile. Si les jeunes gens restent abstinents et évitent des rapports sexuels extra-matrimoniaux, ils en retirent double bénéfice ; ils gardent intact l'idéal élevé de l'amour de la femme ; ensuite ils sont préservés des maladies vénériennes. »

Mais, par entraînement ou par besoin artificiel supposons qu'on ne peut s'abstenir de rapports. Ou bien encore sachant qu'après les périodes d'abstinence forcée il y a des réactions violentes que nous ne pouvons éviter. Quelles précautions doit-on prendre pour éviter les maladies vénériennes ? D'abord une surveillance très rigoureuse des prostituées s'impose.

Certains auteurs envisagent même la création de maisons de tolérance gratuites pour les militaires. Mieux vaut, à mon avis, la prophylaxie individuelle.

Précautions. -- Avant tout contact, toilette si possible ; en cas de suspicion emploi d'un préservatif.

Après les rapports, lavage complet au savon simple ou antiseptique. Uriner. Injection de permanganate de potasse $\dfrac{0,25}{1000}$ de protéinate d'argent à 2 pour 100. Passer sur les organes la pommade de Metchnikoff :

Calomel 10 gr.		Calomel . 33 gr.
	ou	Lanoline 65 gr.
Lanoline 30 gr.		Vaseline 100 gr.

N'abuser ni de la fréquence, ni de la longueur des rapports et pas s'y exposer en état d'ébriété même légère.

Traitement

Mais on n'a pas pris de précautions. Une maladie se déclare. Ce peut être la petite avarie ou gonococcie (blennorragie) ou la grande avarie (syphilis) ou encore une ulcération non syphilitique due au bacille de Ducret, ou enfin de l'herpès génital.

Gonococcie. — Ce qu'il ne faut pas faire

Il ne faut pas prendre, dès le début, des balsamiques, ou des injections. Il ne faut pas essayer de faire avorter le mal, à moins que le médecin ne fasse cet essai lui-même. Il ne faut pas faire de grands lavages sans que le médecin ait indiqué comment on doit s'y prendre.

Il ne faut pas traiter cette maladie par le mépris.

Il ne faut pas se fatiguer, continuer à avoir des relations sexuelles, ni boire d'alcool, de café, de bière, de thé.

Il ne faut pas surtout écouter les conseils des amis non médecins.

Ce qu'il faut faire

Le plut tôt possible, voir le médecin.

Porter une suspensoir.

Se laver les mains après chaque contact avec les organes génitaux et tenir ceux-ci très propres.

Ne pas porter les mains aux yeux.

Eviter la constipation.

Boire des tisanes diurétiques : Tisanes d'orge, de chiendent, de maïs, de pariétaire, plus simplement Tisane des voyageurs, etc. Boire du lait. Prendre des bains si possible pendant toutes la période aigüe douloureuse.

Ajouter à la tisane un cachet de 0.25 centig. de salol 2 ou 3 fois par jour, ou bien du nitrate de potasse ou simplement du bicarbonate de soude 5 gr. par litre. Ne prendre d'autres antiseptiques internes que ceux prescrits par le médecin.

Après la période douloureuse, commencer les balsamiques: capsules de copahu, de santal, de buchu, etc.

A cette période ou quelques jours après, passer aux injections de

$$\text{Permanganate de potasse } \frac{0,25}{1000}$$

ou de Sulfate de zinc ou de Sous-nitrate de bismuth, ou de protéinate d'argent ou toute autre que le médecin conseillera.

Enfin, vaccin de Nicille, quand on en a sous la main.

Comment on fait une injection urétrale.

1º Uriner.

2º Avoir une seringue en verre, stérilisée, la remplir de la solution choisie, injecter lentement, en laissant ressortir le liquide injecté au fur et à mesure.

3º Réinjecter une 2ᵉ seringue (pas remplie,) et fermer le méat avec les doigts. Garder 5 minutes et laisser couler au dehors.

Faire trois injections par jour d'abord, puis deux, puis une seule.

Ne jamais *interrompre le traitement* brusquement.

Avarie ou Syphilis

Une seule chose à faire : se présenter à la visite du médecin immédiatement, dès l'apparition de la première manifestation.

Si le médecin est introuvable, saupoudrer l'ulcération au calomel, à l'iodoforme, au bismuth, etc., après l'avoir lavée à l'eau bouillie.

Suivre le traitement prescrit par le médecin (mercuriel ou arsenical) même *si l'on ne constate aucun accident syphilitique secondaire.*

Pour supporter le mercure à l'intérieur (coliques, diarrhée) prendre un peu d'extrait thébaïque.

Pour supporter l'iodure, le mettre dans une solution de bicarbonate de soude et de lait.

Pendant le traitement mercuriel ne pas oublier les soins de la bouche. Eviter la gingivite en se brossant les dents au savon et à la brosse et passant ensuite une poudre dentifrice.

Sucer des comprimés de chlorate de potasse.

S'il existe des ganglions au pli de l'aine, ne pas se fatiguer.

Ne pas fumer si l'on a des plaques muqueuses.

Ne pas boire au bidon d'un homme qui a un « mal » quelconque à la bouche, ne pas prêter sa pipe, bref, ne pas s'exposer, ni exposer les autres à un contact dangereux.

Se souvenir qu'un traitement prolongé et sérieux est nécessaire sous peine d'accidents graves pour le malade et plus tard pour sa famille.

Chancre mou

Voir le médecin. Si l'on ne peut, toucher le mal avec du permanganate à $\frac{1}{500}$ très chaud une fois par jour, ou bien avec la la solution de Carrel ou avec

Alcool à 90°   10 gr.   (usage externe)   une fois tous
Acide phénique   1 gr.   les deux jours

ou à la teinture d'iode (Jeanselme), tous les jours, légèrement.

Si le chancre siège sous le prépuce, lavage à l'eau oxygénée ou au permanganate de potasse à $\frac{1}{2000}$ par injections sous préputiales.

Saupoudrer à l'iodoforme, au salol, au calomel.

Se reposer.

Appliquer sur le ganglion inguinal de l'onguent napolitain en attendant le traitement chirugical s'il devient nécessaire.

Herpès génital

M. Besnier recommande.

Contre l'herpès sec des frictions avec

Emplâtre de plomb simple   25 gr.
Lanoline   25 gr.
Axonge   5 gr.

ou

Lanoline   20 gr.
Onguent gris   20 gr.
Huile   10 gr.

Contre l'herpès humide, laver à l'eau boriquée ou résorcinée et poudrer avec

Poudre d'amidon   100 gr.
Poudre de sous-nitrate de bismuth   5 gr.
Tannin   1 gr.

Mais comme le diagnostic des chancres et de l'herpès nécessite toujours la visite médicale, se borner, en attendant de voir le médecin, quelle que soit l'ulcération à laver (au permanganate de préférence) et saupoudrer soit avec une poudre inerte (bismuth, dermatol) soit avec une poudre antiseptique (salol, Lucas-Championnière, etc).

LES MÉDICAMENTS UTILES

Permanganate de potasse

Très utile pour la stérilisation de l'eau, la désinfection des plaies et la désodorisation des cadavres. Recommandé contre la blennorragie en injections à $\dfrac{0,25}{1000}$

Teinture d'iode

Pour les blessures et les plaies, ne pas employer celle du Codex qui est trop forte. La solution à 1/15 est suffisante. La tenir à l'abri de la lumière pour éviter sa transformation en acide iodhydrique caustique.

Antiseptique de tout premier ordre. A de multiples indications.

Le Dr Crouzel, de la Réole, ayant constaté quelques accidents (?) par la teinture d'iode, à eu l'idée de la remplacer par l'éther iodé. (Solution d'iode dans l'éther).

Voici en résumé, comment il expose sa méthode (1) :

« On peut reprocher à la teinture d'iode officinale sa causticité et le danger de la faire pénétrer dans les plaies profondes et anfractueuses. Aussi, convient-il de diluer la teinture d'iode ordinaire à 5 %. Il est un autre obstacle sérieux à l'emploi de la teinture d'iode, pour le pansement des plaies, c'est l'altération rapide de ce médicament, qui devient plus caustique encore, par suite de la production d'acide iodhydrique.

(1) *Concours Médical*, août 1915.

L'objection la plus grave à l'emploi de la teinture d'iode, pour le traitement des plaies, c'est qu'elle est *offensante* pour les tissus, coagulant les albuminoïdes du sang (*sérine, globuline, nucléo-albumine*) et diverses matières organiques des tissus provoquant ainsi la formation, de véritables corps étrangers. Ceux-ci constituent un sérieux danger pour les organes voisins, par la formation possible de thromboses, quelquefois fatales. Il s'ensuit qu'ainsi le *remède pourrait être pire que le mal*(1).

Frappé de ces divers inconvénienis, j'ai imaginé, de substituer à la teinture d'iode *l'éther iodé* à 5 %, *c'est-à-dire saturé d'iode*.

La pénétration, par diffusibilité, de ce liquide est infiniment plus rapide et plus considérable : celui-ci produit aussi, par son évaporation presque instantanée, un peu d'anesthésie succédant à une douleur un peu vive, mais fugace. L'éther sulfurique est, de plus, un excellent dissolvant des corps gras susceptibles de souiller les plaies.

Mode opératoire. — Lorsqu'il s'agit de plaies superficielles, on se borne à projeter le liquide, au moyen d'une seringue en verre. Les surfaces sont ainsi détergées et aseptisées. Pansement consécutif à la gaze et au coton hydrophile stériles. Lorsqu'il s'agit de plaies profondes, anfractueuses ou non, l'irrigation est réalisée par injection directe, poussée vigoureusement jusque dans les profondeurs. On obture immédiatement, pendant quelques instants, avec la pulpe du doigt ou par l'application d'un bouchon de taffetas gommé. Par sa tension de vapeur, le liquide éthéré dilate les cavités, écarte les uns des autres, les tissus accidentellement dissociés et les

____

(1) C'est l'opinion du Dr Crouzel. Je n'ai jamais vu d'accidents graves résulter de l'emploi de la teinture d'iode au 1/20^e

rend accessibles au liquide antiseptique qui y abandonne l'iode en particules excessivement ténues.

Il est bien entendu que le voisinage des gros troncs artériels et veineux impose des précautions spéciales sur lesquelles il est inutile d'insister. La proximité des nerfs, même moteurs, est négligeable. L'éther sulfurique n'exerce pas sur ces derniers éléments anatomiques l'influence fâcheuse de l'alcool concentré.

L'absorption légère de l'éther par la voie des surfaces cruentées ne présente que des avantages, par suite de l'action élective de ce liquide sur le cœur qu'il relève utilement, à la suite des chocs nerveux consécutifs aux accidents.

L'éther iodé, conservé en flacons bien bouchés est inaltérable. Il convient de ne pas oublier qu'il est très inflammable et que, par suite, il doit être manié avec prudence.

L'éther picrique est aussi un excellent antiseptique.

Ether sulfurique

Précieux tant pour l'usage interne que pour l'usage externe. Excellent contre les contusions, les brûlures légères, pour le nettoyage de la peau, des plaies anfractueuses; excellent aussi contre les syncopes, défaillances, évanouissements, etc.

Le Dr Plicque juge l'éther, supérieur dans la gangrène gazeuse, aux débridements par le fer rouge, et le considère comme un des meilleurs antiseptiques.

Chlorate de potasse

Les comprimés de chlorate de potasse doivent faire partie de toutes les trousses des soldats. Rien de tel pour se tenir la bouche en parfait état, éviter les angines, les stomatites, gingivites et aussi pour les guérir.

Essence de térébenthine

Antiseptique puissant ayant de multiples indications. L'essence de térébenthine est aussi remarquable contre les douleurs (lombago, torticolis, etc) en frictions vigoureuses.

Opium

Sous forme de laudanum ou d'extrait d'opium, ce médicament rend de grands services à l'intérieur et à l'extérieur. Contre les coliques, la diarrhée, l'insomnie, les commotions, l'opium est tout indiqué. On l'applique aussi sur la peau qu'il pénètre. Grâce à son action sédative puissante il provoque l'apaisement des douleurs On le mélange à des huiles, graisses, pommades, etc.

Huile camphrée

Stimulant du cœur de premier ordre, d'action merveilleuse contre les fatigues de cet organe, l'huile camphrée est aussi un antiseptique précieux. On l'emploie avec succès contre l'infection des plaies. En frictions sur la peau elle met à l'abri des parasites, de la contagion microbienne. Enfin, le camphre est un bon anaphrodisiaque.

Pommade de Reclus
Contre les plaies par écrasement

Acide borique	3 gr.
Salol	3 gr.
Antipyrine	3 gr.
Iodoforme	1 gr.
Sublimé	0 05 cent.
Vaseline	50 gr.

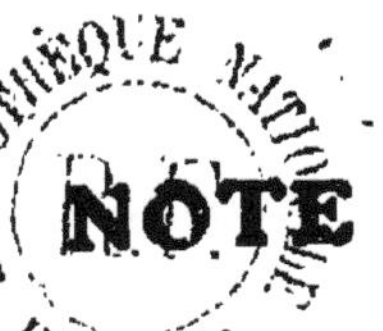

NOTE DE PRATIQUE MÉDICALE

La guerre a permis à la médecine et à la chirurgie de faire
de nouveaux progrès. Grâce au vaste champ d'expériences
qui s'est offert à l'observation des médecins, ceux-ci ont pu
mettre au point certaines questions encore discutées et que
le temps seul eut permis de résoudre après une longue expé-
rimentation. Il en a été ainsi pour le vaccin antityphique de
MM. Chantemesse et Widal, Vincent, Lumière, etc., il en a
été de même pour les sérums antitétaniques, antiméningo-
cocciques, etc.. etc. Contre les rhumatismes on a pu déter-
miner la grande valeur du Soufre colloïdal dont on ignorait
les propriétés curatives.

Enfin, la chirurgie a fait des miracles. Tous les jours,
en apporte de nouveaux.

D'autre part, la disparition des produits pharmaceutiques
d'origine allemande qui nous avaient envahis a obligé les
thérapeutes français à reprendre leurs recherches. Ils les
avaient interrompues par découragement. Toutes les fois,
en effet, que l'un d'eux découvrait un remède de quelque
valeur, les allemands s'en emparaient, le dénaturaient, le dé-
marquaient et le présentaient sous une autre appellation.
Les médecins français subissaient, sans se plaindre, ces
procédés peu scrupuleux. Aujourd'hui, il semble bien que ce
temps soit passé. Les travaux ont repris dans les laboratoires français, les allemands sont enfermés chez eux et les
médecins français sont heureux de retrouver les bons produits fidèles, actifs, bien préparés dont ils ont été si longtemps sevrés.

Parmi ceux-ci, une place à part doit être réservée à un
médicament de tout premier ordre. Je veux parler du Gastropeptyl que, dès son apparition, les médecins nos confrères,
avaient surnommé le « spécifique des dyspepsies » ou le
« viatique des dyspeptiques ».

Rien n'est aussi frappant que ces appellations spontanées
qui naissent devant les résultats obtenus dès les premiers
jours. Et ce sont là des qualificatifs justifiés et qui demeu-
rent.

Le Gastropeptyl que nous devons aux recherches de notre
avant confrère, le docteur Albert Vermersch, ancien interne-

lauréat des hôpitaux, vice-président de la Société de Géographie de Lille, ancien aide-major de territoriale, est un des médicaments les plus complets dont se soit enrichi la thérapeutique depuis 10 ans. Combien il a fallu de temps, d'expériences, de tatonnements pour arriver à une formule définitive, je ne saurais le dire, mais ceux qui ont vu notre confrère à l'œuvre savent à quoi s'en tenir.

Le Dr Vermersch est parti du principe du Professeur Robin : Les dyspepsies sont dues à la production d'acides et d'éthers de fermentations qui entravent l'action du suc gastrique dans l'estomac. Il faut donc supprimer ces fermentations anormales (butyrique, acétique, lactique, etc). Il faut de plus renforcer le pouvoir digestif des éléments secrétoires et moteurs. C'est l'application de ces principes que réalise avec une quasi-perfection le Gastropeptyl.

Les malaises de l'estomac, les troubles de la digestion, les aigreurs, les brûlures, les acidités, les contractures, les spasmes, les crampes d'estomac, les lourdeurs, les ballonnements et toutes leurs conséquences disparaissent avec le Gastropeptyl. Rien d'aussi facile à prendre que ce médicament dont le goût, sans être celui d'un bonbon, n'est pas désagréable et qui se présente sous la forme de comprimés faciles à emporter dans la poche.

Que ce soit dans la tranchée, à l'arrière, dans les dépôts, il est bon que les militaires puissent aider à leur digestion avec 2 ou 3 comprimés de Gastropeptyl pour éviter plus tard les tortures de la dyspepsie. Mais, dans les familles, l'usage du Gastropeptyl n'est pas moins nécessaire, pas moins utile. Ils sont légion ceux-là qui souffrent de l'estomac ou de leur digestion. Demain, ils seront légion ceux qui, prenant le Gastropeptyl, ne souffriront plus et digèreront parfaitement.

Docteur A. JUDILLET.

Le Gastropeptyl est en vente dans les bonnes pharmacies qui se le peuvent procurer chez les commissionnaires. S'il y a des difficultés pour l'avoir, écrire tout de suite au Laboratoire Médico-Thérapeutique, 71, rue St-Jacques, à Paris, qui l'enverra aussitôt au même prix soit 4 fr. 50 la boîte et 25 fr. les 6 boîtes. L'expédition contre remboursement coûte 0 fr. 60 centimes en sus. Tous conseils et renseignements médicaux sont donnés gratuitement par le docteur par correspondance.

UN ALIMENT RECOMMANDABLE

Je veux parler du Phospho-Potage. Rompant avec les errements alimentaires qui consistent à donner aux enfants, aux convalescents, aux vieillards, aux dyspeptiques, voire aux bien portants des cacaos et chocolats ou des aliments riches en cacao, M. Paret a suivi les conseils des médecins et des Maîtres en créant le Phospho-Potage. Le Professeur Variot a depuis longtemps montré le danger du cacao dans l'alimentation des enfants, le Professeur Armand Gautier, le Professeur Maurel et leurs élèves, ont attiré l'attention des praticiens sur la grande quantité d'acide oxalique du cacao, et les dangers de cet acide oxalique sur l'estomac et les reins ; d'autres ont établi le danger pour l'estomac des matières grasses du cacao, ainsi qu'il appert de l'analyse de la noix de cacao (*Voir page 58 du Guide*) tous sont unanimes à considérer les aliments riches en cacao comme des aliments exceptionnels.

Les farines simples ont aussi leurs inconvénients : blé, maïs, avoine, orge, riz sont ou trop riches en amidon ou de digestion difficile à moins de subir le maltage. Encore sont-elles même alors assez peu nourrissantes et fermentent-elles facilement.

Le Phospho-Potage, préparé par M. Paret est à base *d'embryons de blé*. Les analyses ont prouvé la richesse du germe de blé en phosphore indispensable à l'organisme à toutes les époques de la vie, tant pour les os, que pour les nerfs et les muscles. De plus, le Phospho Potage est riche en azote, c'est-à-dire très nourrissant. Un des énormes

avantages du Phospho-Potage, hors sa richesse en phosphore
et en azote c'est d'être facilement digestible et de s'accommoder de tous les modes de préparation. En effet, il n'est
pas sucré, pas cacaoté, donc il peut être préparé au lait, au
bouillon de légumes, de viande, mélangé aux soupes, salé,
sucré, additionné de chocolat, de vanille, de tous es condiments habituels.

Il fait merveille chez les dyspeptiques, les anémiés, les
convalescents, les vieillards, les enfants, les surmenés, déprimés déminéralisés phosphaturiques, neurasthéniques, etc.

Il est très apprécié chez les Anglais et dans les colonies
étant un puissant reconstituant.

C'est, en somme, le roi des aliments et, s'il faut en croire
les cuisiniers, l'aliment des rois.

Le Phospho-Potage est préparé aux usines des Phospho-
Potage et en dépôt à Paris, rue Saint-Jacques, 71, Paris.

On pent aussi se le procurer chez les épiciers, les pharmaciens ét dans toutes les maisons d'alimentation.

La boîte, 2 fr. 50 et 3 fr. franco.

Les 6 boîtes, 14 fr. franco domicile.

Contre remboursement : supplèment de 0.60 cent.

Les mêmes usines préparent un Phospho-Potage au Cacao
pour les gens qui aiment ce goût spécial sous le nom de
Nutro-Cacao et un Phospho-Potage extrêmement tonique à
la noix de Kola sous le nom de Phospho-Kola qui est l'aliment
des sportsmen, chasseurs, soldats, etc., etc. Mêmes prix que
le Phospho-Potage simple.

Jean MONART

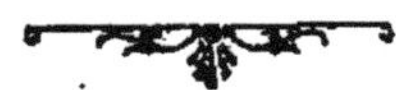

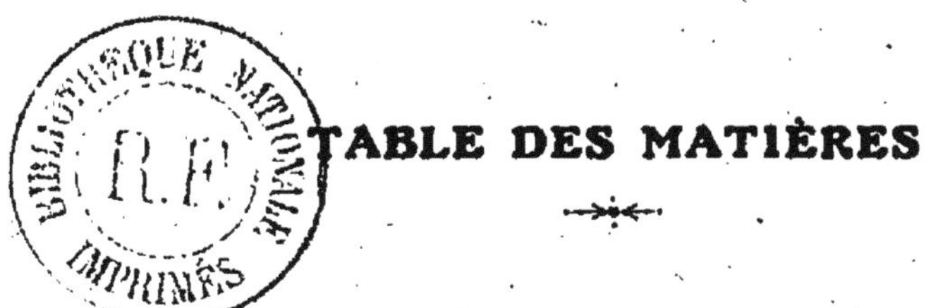

TABLE DES MATIÈRES

CHAPITRE IV.

Que faire pour les Blessures
en attendant le médecin-major ?

CHAPITRE V.

Conseils aux convalescents

CHAPITRE VI

Conseils à des Hommes

Adresses utiles

Variétés

(Verso des feuilles de couleur consacrées à la publicité)

Pour aider à faire fructifier les Quêtes

LEURS SILHOUETTES

POCHETTE DE LUXE, sur japon, avec dédicace du maître, avec 12 cartes en couleur, d'après les aquarelles originales du Peintre-Soldat Vigny.

Pour distribuer pendant les quêtes, au profit des blessés

ÉDITION RÉSERVÉE
AUX HOPITAUX, AUX SOCIÉTÉS DE SECOURS AUX BLESSÉS
QUI CONSTITUÉNT LA CROIX-ROUGE

SOCIÉTÉ FRANÇAISE
DE SECOURS AUX BLESSÉS MILITAIRES
UNION DES FEMMES DE FRANCE
ASSOCIATION DES DAMES DE FRANCE

PRIX : **1** franc la pochette, par 1.000 pochettes
1 fr. 05 — par 500 —
1 fr. 15 pour un seul cent de pochettes
Impression du Comité et de la ville gratis.

Ces pochettes se distribuent facilement au public contre 2 fr. minimun, et souvent contre 5 fr. les deux pochettes, ce qui constitue plus d'un fr. par pochette pour le bénéfice des blessés.

Cette édition spéciale ne se vend pas directement au public, puisqu'elle est réservée aux Hôpitaux et aux Comités de Secours aux blessés, qui ont seuls l'autorité nécessaire pour en faire les achats et la distribution.

Les ordres sont reçus chez

M. BERNARD, 25, rue Rouget-de-l'Isle, St-ETIENNE

Envoi d'une pochette de luxe de 12 cartes-aquarelles à titre d'échantillon centre **1 fr. 25**

L'eau minérale de nos soldats

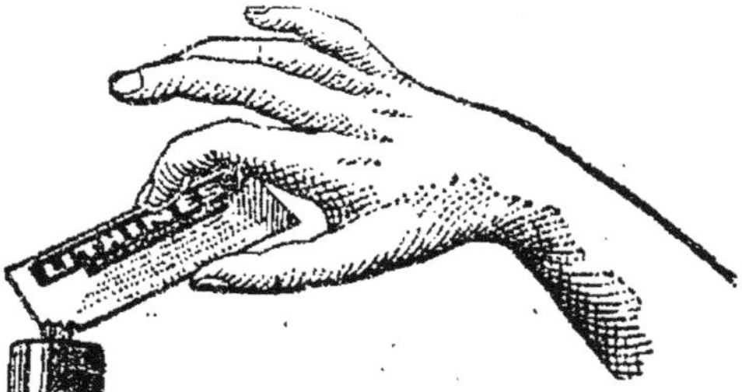

Le soldat a besoin d'une eau minérale agréable à boire qui le défende contre les maladies provoquées par les fatigues très pénibles de la campagne :

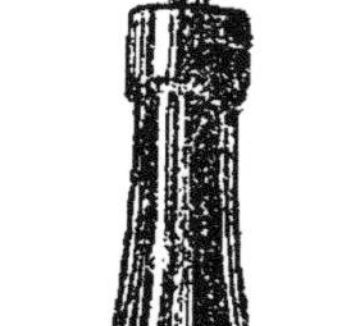

Rhumatismes, Lumbago, Sciatique, Néphrite, etc.

ainsi que toutes les affections douloureuses qui troublent si souvent l'organisme dans les

reins, foie, vessie, intestins

La meilleure eau minérale, supérieure aux eaux minérales en bouteilles, est celle que vous faites vous-mêmes avec un paquet de

Lithinés du Dr Gustin

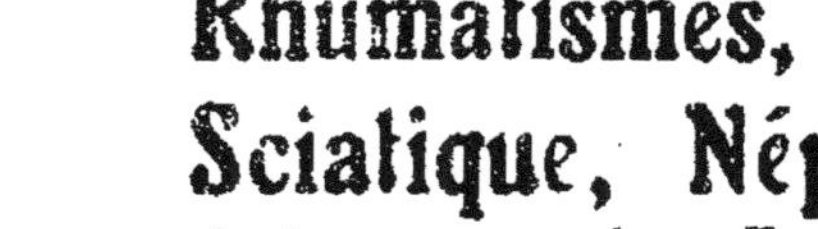

qui dissout, élimine rapidement l'acide urique et en empêche la formation. C'est une cure facile et économique.

Un franc la boîte permettant de faire **12 litres d'eau minérale**

www.ingramcontent.com/pod-product-compliance
Ingram Content Group UK Ltd.
Pitfield, Milton Keynes, MK11 3LW, UK
UKHW010912160726
13695UKWH00007B/584